el lunes empiezo de nuevo

el lunes empiezo de nuevo

ROMPE EL CICLO DE LOS HÁBITOS ALIMENTICIOS POCO SALUDABLES CON SATISFACCIÓN ESPIRITUAL DURADERA

LYSA TERKEURST

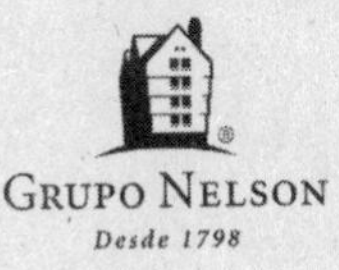

GRUPO NELSON
Desde 1798

Versión abreviada de: *Fui hecha para desear*
Publicado en Nashville, Tennessee, Estados Unidos de América.
Grupo Nelson es una marca registrada de Thomas Nelson.
www.gruponelson.com

Este título también está disponible en formato electrónico.

Título en inglés: *I'll Start Again Monday*

Publicado por Nelson Books, un sello de Thomas Nelson. Thomas Nelson es una marca registrada de HarperCollins Christian Publishing, Inc.

Editora en Jefe: *Graciela Lelli*
Traducción: *Wendy Bello*
Adaptación del diseño al español: *Deditorial*

ISBN: 978-1-40023-345-8
eBook: 978-1-40023-346-5

Impreso en Estados Unidos de América

22 23 24 25 26 LSC 9 8 7 6 5 4 3 2 1

Para la chica que tiene el corazón cansado, que se siente tan sola en esta lucha que parece interminable... Déjame ser la amiga que viene a tu lado para decirte: eres vista, eres amada, estoy orando por ti. Jesús está contigo y yo también. Podemos hacer esto, así que vamos a unir los brazos y afrontemos este viaje juntas.

Contenido

Introducción

Descubrir qué es lo que «deseas»

Un libro típico que trate sobre decisiones de un estilo de vida saludable debería hablar mucho de vegetales, calorías, limpiezas de colon, y usar expresiones como «tienes» y «debes».

Yo tengo un problema con eso. Lo que me falta no es «cómo hacerlo», es «desearlo» ... querer realmente producir cambios y decidir que los resultados de esos cambios ameritan el sacrificio.

Habiendo admitido esto, creo que lo adecuado es ser sincera contigo sobre algunas cosas por anticipado:

1. Emocionalmente soy alérgica al típico libro que trata sobre comer de manera saludable.
2. Ni una sola vez en mi vida he tenido deseos de comerme una zanahoria.
3. No siento alegría al renunciar a dos de las mayores delicias que perciben mis papilas gustativas: las galletas Cheez-Its® y los brownies, de los que se hacen con la mezcla que viene en caja. De hecho, le he preguntado a Dios si sería algo muy difícil cambiar la estructura molecular de las galletas

Cheez-Its® para que fuera como la de los palitos de zanahoria. Los dos son color naranja. Y, en verdad, ¿cuán difícil podría ser eso para alguien que convirtió el agua en vino?

4. No estaba segura de que me correspondiera escribir un libro como este. Soy solo una chica que ama a Jesús y que busca una motivación más profunda para ser y permanecer saludable que simplemente ver el peso que indica la báscula.

    No escribo este libro para que sometas tus papilas gustativas a base de golpes. O porque descubrí un programa de dieta mágico que hará que mañana estés delgada. Lo escribo porque he luchado durante demasiado tiempo con la comida que escojo y con mi peso. Porque he dicho «El lunes empiezo de nuevo» unas mil veces para decepcionarme a mí misma en el desayuno. Y dicen por ahí que la mayoría de mis amigas también pelean esta misma batalla agotadora día tras día.

    Lo que me lleva a la quinta cosa que debes saber sobre mí:

5. Comencé esta travesía pesando 167 libras (unos 76 Kg). Algunos consideran ese peso terriblemente alto. Para otros, 167 libras sería el peso ideal. En mi caso, la cifra en sí no era el problema. El problema era cómo me sentía yo mental, espiritual y físicamente. Había llegado la hora de ser sincera conmigo misma.

Creo que todos, en algún momento, llegamos a un punto en nuestra vida en el que tenemos que darle una respuesta absolutamente sincera a la pregunta: «¿Cómo estoy manejando las cosas?». En realidad, no se trata de una conversación que tengamos con una amiga o con un familiar. Es una de esas reflexiones que se hacen en medio de la noche, cuando no hay a quien engañar y no encontramos manera de pasar por alto las realidades que nos miran directo a la cara.

Yo sabía que algunas cosas de mí misma tenían que cambiar, pero me resultaba más fácil poner excusas que afrontarlas. Racionalizar las cosas tiene su atractivo. Dime si puedes identificarte con algo de esto:

Estoy bien en todo lo demás.
Ya estoy haciendo muchos otros sacrificios.
Necesito darme algún gusto en esta etapa de la vida; más adelante resolveré el problema.
La Biblia no dice específicamente que esté mal.
En verdad no es un problema. Si realmente quisiera hacer un cambio, podría; solo que no deseo encararlo ahora.
Oh, cielos, ¡todo el mundo tiene problemas! ¡Y qué si este es el mío!

Pero las excusas no me llevaron a ninguna parte, especialmente cuando se trataba de comer saludable.

Toda una vida podríamos pasar dando excusas, rindiéndonos, sintiéndonos culpables, decidiendo esforzarnos más, castigándonos mentalmente por no cumplir con la decisión tomada, sintiéndonos fracasadas y luego resignándonos a que las cosas no pueden cambiar.

Y no quiero pasarme la vida entera en este ciclo.

Sospecho que tú tampoco.

El libro que tienes en tus manos pudiera ser el compañero ausente que has estado necesitando junto con cada plan de alimentación saludable que has probado y que te ha hecho llorar. Creo que te ayudará a descubrir lo que «anhelas».

Además de ayudarte a desarrollar el deseo de conquistar tus antojos malsanos, también tiene la clave de algo muy importante para nosotras las mujeres: la desnutrición espiritual. Nos sentimos con un sobrepeso físico y un peso bajo en lo espiritual. Unir estas dos cosas es dar el primer paso en una de las jornadas más significativas que podemos emprender con Dios.

Me recuerda un viaje que se describe en Mateo 19. Un joven rico fue a ver a Jesús y le explicó que seguía todas las reglas, pero que, no obstante, le parecía que le faltaba algo en su búsqueda de Dios. «Todos esos [los mandamientos] los he cumplido», dijo el joven.

«¿Qué más me falta?» (Mateo 19:20).

En otras palabras: estoy haciendo todo lo mínimo requerido, entonces, ¿por qué siento que me falta algo?

Esta pregunta nos hace sentir vulnerables. Es una pregunta con la que nos identificamos.

Jesús le respondió al joven: «Si quieres ser perfecto, anda, vende lo que tienes y dáselo a los pobres, y tendrás tesoro en el cielo. Luego ven y sígueme» (Mateo 19:21).

El joven rico entonces se fue triste porque no quería renunciar al único deseo que lo consumía. Estaba tan absorbido por sus riquezas que no podía ver lo desnutrida que se encontraba su alma. Se parece a la gente de hoy en día, que se niega a comer cosas más saludables en el desayuno, como clara de huevo y frutas, para poder llenarse de rosquillas bañadas en chocolate y salpicadas de caramelos. Incluso cuando les sube el azúcar y se quejan de terribles dolores de cabeza, se niegan a considerar renunciar a las rosquillas.

En mi vida pasada, llena de azúcares, puedo haber tenido una o dos veces alguna experiencia personal que me llevó a pensar en esa endeble analogía.

De cualquier manera, Jesús no dijo aquello como un mandamiento arrollador dirigido a todo el que tuviera mucho dinero. Jesús lo dijo para cualquiera de nosotros que estuviera nadando en cualquier tipo de abundancia. Imagino que Jesús miró el alma de este joven cuando expresó algo así como:

«Quiero que renuncies a esa cosa que deseas más que a mí. Entonces ven y sígueme».

Un pensamiento que desgarra, ¿verdad?

De repente, Jesús no solo estaba mirando al joven rico, sino también a mí. Él me mira por dentro. Aquella parte que no puedo encubrir con excusas y maquillaje.

Cuando Jesús nos llama a que lo sigamos de verdad, es cosa seria. Así lo describe él: «Si alguien quiere ser mi discípulo [...], que se niegue a sí mismo, lleve su cruz y me siga» (Marcos 8:34).

Con Jesús, para ganar, tenemos que darnos por vencidos. Para ser llenos, tenemos que negarnos a nosotros mismos.

Para acercarnos a Dios, precisamos distanciarnos de otras cosas. Para lograr una conquista sobre nuestros propios deseos, deberemos redirigirlos hacia Dios.

Dios nos hizo capaces de desear con vehemencia para que desarrolláramos un deseo insaciable de él y solo de él. Nada cambiará hasta que tomemos la decisión de redirigir nuestros antojos descarriados hacia aquel único ser que puede satisfacerlos.

Ser saludables no es una mera cuestión de bajar de peso. No se limita a ajustar nuestra dieta y esperar buenos resultados físicos. Es cuestión de volver a calibrar nuestras almas para querer cambiar espiritual, física y mentalmente. Y la batalla en realidad es en los tres aspectos.

Espiritualmente. Tuve que pedirle a Dios que me diera el deseo de ser saludable. Yo sabía que un «deseo» que fuera tras vanidad no duraría. Los deseos superficiales solo producen esfuerzos superficiales. Tenía que buscar un «anhelo» espiritual, con el poder del propio Dios. Así que pedí. De hecho, supliqué. Clamé a Dios. Y día tras día Dios me fue dando, junto con su fortaleza, un «deseo» suficiente como para quedar satisfecha al tomar decisiones saludables. El Señor también dejó en claro en mi corazón que este era un problema de gran importancia espiritual. Pensemos en Eva y en una de las primeras interacciones registradas en la Biblia entre una mujer y la comida. Resulta evidente que el centro de la tentación de Eva fue que ella quería ser como Dios, conocer el bien y el mal.

Pero no podemos ignorar que *la serpiente usó la comida como instrumento en ese proceso.* Si la propia caída de la humanidad ocurrió cuando Eva se rindió a la tentación de comer algo que no se suponía que comiera, yo creo que nuestras luchas con la comida son importantes para Dios.

Físicamente. Las perspectivas espirituales de este libro pueden conmover nuestra alma, pero las realidades físicas requieren que ese entendimiento espiritual se transforme en decisiones prácticas.

Cuando comencé este peregrinaje, finalmente tuve que reconocer la verdad: lo que yo como sí importa. Mi peso es un reflejo directo de las decisiones que tomo y de mi estado de salud. Comencé por una visita al médico, cosa que te recomiendo hacer mucho antes de que empieces con tu plan de alimentación saludable. El médico me hizo varios exámenes. En aquel momento yo esperaba que él encontrara algo que no funcionara tan bien como para poder perder todo el peso que tenía de más en cuanto él me recetara los medicamentos. Qué pena que no fue así. Con excepción de algunos resultados que indicaron que yo no hacía ejercicios regularmente ni elegía los alimentos más saludables, los exámenes dieron resultados normales.

¡Ayyy! ¿Por qué los médicos siempre dicen lo mismo sobre comer bien y hacer ejercicio? Ha sido el guion estándar de los médicos para cualquier problema que yo haya tenido alguna vez. ¿Te sientes aletargada? Come mejor, haz ejercicio. ¿Te sientes triste? Come mejor, haz ejercicio. Apuesto a que la próxima vez que vaya al médico por un dolor de garganta, dirá lo mismo. Come mejor, haz ejercicio. ¡Misericordia! Y ni hablar del problema que tengo con la báscula del consultorio de mi médico. ¿Qué le pasa a esa cosa? Estoy convencida de que señala que peso mucho solo para darle la razón a él: *¿Ve? Tiene que comer mejor y hacer ejercicio.*

El médico y los resultados de las pruebas tenían razón. Mis problemas con el peso estaban relacionados directamente con la comida que yo decidía comer. Punto. Era necesario reconocerlo y hacer algo al respecto.

Mentalmente. Tenía que decidir que estaba cansada de conformarme, cansada de hacer concesiones. Fuimos hechas para algo más que hacer concesiones, fuimos hechas para las promesas de Dios en cada aspecto de nuestras vidas.

De veras. Fui hecha para algo más que ese círculo vicioso de comer, subir de peso, estresarme; comer, subir de peso, estresarme... He sido hecha para levantarme, luchar contra mis problemas y, usando la fortaleza del Señor que está en mí, derrotarlos espiritual, física y mentalmente para la gloria de Dios.

Espero que sigas en esta travesía con el fin de descubrir tu «deseo». No puedo prometerte que sea fácil, pero sí que nunca habrás hecho nada que te dé más confianza. Justo hoy me puse unos pantalones vaqueros que pensé que jamás volvería a usar. Y aunque en mi carne hice la danza feliz del éxito, mi alma distaba mucho de tener pensamientos de vanidad.

Mi alma se sintió libre. Me sorprendió que alguna vez yo prefiriera satisfacer mis papilas gustativas en vez de satisfacer mi deseo de liberarme de toda culpa, destrucción y derrota.

Y todavía no se me antoja comer los malditos palitos de zanahoria.

Es probable que nunca me suceda.

Pero mis antojos más reales han sido satisfechos, y los tuyos pueden serlo también.

1

¿Qué es lo que está pasando en realidad?

Hace algunos años una empresa que se dedica a trata-mientos para bajar de peso lanzó una campaña publicitaria brillante. Tal vez hayas visto algunos de los anuncios. Un pequeño monstruo naranja persigue a una mujer, la tienta y provoca con comidas que obviamente no forman parte de su plan de alimentación saludable. Los anuncios captan perfectamente lo que es sentirse acosado por antojos el día entero.

Aunque el monstruo naranja es una manera excelente de visualizar los antojos, el anuncio se queda corto en su promesa de ayudar realmente a una mujer. La teoría que promueve una empresa para bajar de peso es enseñar a la gente qué alimentos llenan más y promover su consumo. Pero ¿realmente eso ayuda a vencer los antojos?

Para mí no. Decirme simplemente que coma alimentos más saludables que me ayuden a no sentir hambre por más tiempo no resuelve el quid de la cuestión. Puedo sentirme satisfecha después de una comida y de todos modos desear pastel de chocolate para el postre. No sentir hambre no es la solución que me ayude a seguir un plan de comidas saludables.

Entonces, ¿cuál es el problema?

Yo creo que Dios nos ha hecho para sentir ansias. Antes de que creas que eso es un chiste cruel de parte de Dios, déjame asegurarte que la idea nunca fue que el objeto de esas ansias fuera ni la comida ni otras cosas que consumen a las personas, como el sexo, el dinero o la búsqueda de significado.

Piensa en la definición de la palabra *ansias*. ¿Cómo la definirías tú? Diccionarios.com define *ansias* como deseo intenso o vehemente de algo.[1] Considera ahora esta expresión de ansias: «¡Cuán hermosas son tus moradas, Señor Todopoderoso! Anhelo con el alma los atrios del Señor; casi agonizo por estar en ellos. Con el corazón, con todo el cuerpo, canto alegre al Dios de la vida» (Salmos 84:1–2).

Sí, fuimos hechos para ansiar, desear, anhelar con vehemencia… a Dios. Solo a Dios. Pero Satanás intenta hacer todo lo posible para reemplazar nuestras ansias de Dios por alguna otra cosa. Esto es lo que dice la Biblia al respecto: «No amen al mundo ni nada de lo que hay en él. Si alguien ama al mundo, no tiene el amor del Padre. Porque nada de lo que hay en el mundo —los malos deseos del cuerpo, la codicia de los ojos y la arrogancia de la vida— proviene del Padre sino del mundo» (1 Juan 2:15–16). El pasaje detalla tres maneras a través de las que Satanás trata de seducirnos y alejarnos de un Dios amoroso:

- Los malos deseos del cuerpo
- La codicia de los ojos
- La arrogancia de la vida

Vamos a definir estas cosas. Según el comentario en mi Biblia de estudio (NVI):

> **Los deseos** = tratar de satisfacer nuestras necesidades físicas *fuera de la voluntad de Dios.*
> **La codicia de los ojos** = tratar de satisfacer nuestros deseos materiales *fuera de la voluntad de Dios.*
> **La arrogancia** = tratar de satisfacer nuestra necesidad de significado *fuera de la voluntad de Dios.*

¿Recuerdas a Eva? Mientras consideraba esa historia me di cuenta de cuán intencionalmente Satanás escoge sus tácticas. Él conoce nuestros puntos débiles. Quiere alejarnos de Dios. Y sabe qué cosas funcionan: «La mujer vio que el fruto del árbol era bueno para comer [los malos deseos del cuerpo], y que tenía buen aspecto [la codicia de los ojos], y era deseable para adquirir sabiduría [la arrogancia de la vida], así que tomó de su fruto y comió» (Génesis 3:6). Eva fue tentada precisamente de las mismas tres maneras sobre las que nos advierte el pasaje de 1 Juan para que no seamos engañados y dejemos de amar a Dios.

Pero la cosa no acaba ahí. Consideremos cómo fue tentado Jesús:

> Luego el Espíritu llevó a Jesús al desierto para que el diablo lo sometiera a tentación. Después de ayunar cuarenta días y cuarenta noches, tuvo hambre. El tentador se le acercó y le propuso:
>
> —Si eres el Hijo de Dios, ordena a estas piedras que se conviertan en pan.

Jesús le respondió:

—Escrito está: «No solo de pan vive el hombre, sino de toda palabra que sale de la boca de Dios».

Luego el diablo lo llevó a la ciudad santa e hizo que se pusiera de pie sobre la parte más alta del templo, y le dijo:

—Si eres el Hijo de Dios, tírate abajo. Porque escrito está:

«Ordenará que sus ángeles
te sostengan en sus manos,
para que no tropieces con piedra alguna».

—También está escrito: «No pongas a prueba al Señor tu Dios» —le contestó Jesús.

De nuevo lo tentó el diablo, llevándolo a una montaña muy alta, y le mostró todos los reinos del mundo y su esplendor.

—Todo esto te daré si te postras y me adoras.

—¡Vete, Satanás! —le dijo Jesús—. Porque escrito está: «Adora al Señor tu Dios y sírvele solamente a él».

Entonces el diablo lo dejó, y unos ángeles acudieron a servirle. (Mateo 4:1–11)

Otra vez el patrón de la tentación es el mismo:

Deseos: Satanás apeló a los deseos físicos que Jesús tenía de comer.

Codicia: El diablo le prometió a Jesús reinos enteros si se inclinaba ante el dios del materialismo.

Arrogancia: El enemigo incitó a Jesús a demostrar su importancia al obligar a Dios a mandar ángeles para salvarlo.

Pero la diferencia significativa entre Eva y Jesús es esta: Eva se sació del objeto de su deseo. Jesús se sació de la verdad de Dios.

Está claro que yo no estuve en el huerto con Eva, pero en base a las tres frases de Génesis 3:6, no me queda otra alternativa que inferir que nunca le quitó los ojos de encima al fruto: *vio que el fruto era bueno, que tenía buen aspecto, y era deseable.* Ella no se alejó ni se tomó un tiempo para considerar realmente su decisión. No consultó con Adán. No tuvo en cuenta la veracidad de las instrucciones que Dios había dado con claridad. No habló con Dios. Solo se enfocó en el objeto de su obsesión. Eva ansiaba aquello en lo que pensaba. Nosotros consumimos lo que pensamos. Y lo que pensamos puede consumirnos si no tenemos cuidado. Ansiamos comer lo que comemos. Si durante cierto tiempo escogemos cosas saludables, eso parece reprogramar nuestras papilas gustativas. Mientras más vegetales y frutas comamos, más vegetales y frutas ansiaremos. Sin embargo, si comemos bizcochos y papitas, ansiaremos con desesperación bizcochos y papitas.

Jesús da un bello ejemplo en cuanto a romper este círculo vicioso de las ansias que nos consumen. Y este es todavía más poderoso cuando entendemos que Jesús, a diferencia de Eva, se encontraba en un estado de completa privación. Eva estaba en un huerto paradisíaco en el que todas sus necesidades eran satisfechas. Jesús había estado en el desierto, ayunando durante cuarenta días. No puedo imaginar un estado de más carencia. Y, sin embargo, él se mantuvo fuerte y dio un ejemplo poderoso de cómo escapar de las garras maliciosas de la tentación. Él citó la palabra de Dios. Y nosotras también podemos hacerlo. Cuando nos sentimos carentes, frustradas y consumidas por el deseo de escoger cosas no saludables, podemos también apoyarnos en la Palabra de Dios para recibir ayuda.

Con cada tentación Jesús, sin dudarlo, citó un pasaje de las Escrituras que rechazaba la tentación de Satanás. La verdad es poderosa. Cuanto más saturadas estemos de la verdad, más poder tendremos para resistir las tentaciones. Y más dirigiremos nuestras ansias naturales hacia donde deben ser dirigidas: hacia el Autor de toda verdad.

Ansias. ¿Son una maldición o una bendición? La respuesta depende de lo que ansiemos. Y lo que ansiemos siempre dependerá de lo que consumamos: el objeto de nuestro deseo o Dios y su verdad.

Considera lo que significa para el éxito de tu trayectoria el citar las Escrituras en medio de un ataque de ansiedad. Uno de los pasajes de las Escrituras más significativos que he usado en este proceso es «"Todo está permitido", pero no todo es provechoso. "Todo está permitido", pero no todo es constructivo». (1 Corintios 10:23).

He citado este pasaje una y otra vez para recordarme que podía comerme el bizcocho de chocolate o las papitas, pero que eso no me beneficiaría de ninguna manera. Pensar en ello me daba las fuerzas para escoger de manera beneficiosa en lugar de regodearme en una elección dañina. Mientras lees este libro proponte anotar los versículos significativos para esta travesía y cítalos en voz alta cada vez que el monstruo naranja trate de convencerte de quedarte un rato con él.

Hermana, sé que esto es una batalla, pero no somos impotentes. Cuanto más nos saturemos de la verdad de Dios, más poderosas y resistentes nos volveremos. Continúa en este camino conmigo; no se trata de una respuesta cristiana superficial. Es algo que cambiará nuestras vidas si se lo permitimos.

2

Cómo reemplazar esas ansias

Me doy vuelta y miro el reloj. Otro nuevo día. Más allá de toda razón y racionalidad me deslizo de la cama y me quito todo lo que pudiera pesar más de un gramo, mientras me dirijo hacia la báscula. Tal vez hoy la báscula sea mi amiga y no revele mis secretos. Tal vez, de alguna manera, de la noche a la mañana, la estructura molecular de mi cuerpo haya cambiado y hoy, mágicamente, pese menos.

Pero no. Me arranco la hebilla que me sostiene la cola de caballo —caramba, eso también pesa— y decido intentarlo de nuevo. Pero la báscula no cambia de opinión en esta segunda vez. Hoy no es mi amiga. Decidida a esforzarme más, comer más saludable y escoger mejor, me dirijo a la cocina y ahí mi determinación se derrite como el glaseado de los panecillos con canela que mi hija acaba de sacar del horno. ¡Qué rico! ¡Hmmm! ¡A quién le importa lo que diga la báscula cuando ese panecillo es una delicia y muestra tanto amor!

Dos panecillos y medio después, decido que mañana será un día mucho mejor para cumplir con mi promesa de comer más saludable. Y ya que este es mi último día para comer lo que quiera, más vale que lo aproveche. Otro panecillo, por favor.

A la mañana siguiente me doy la vuelta y miro el reloj. Otro nuevo día. Más allá de toda razón y racionalidad me deslizo de la cama y me quito todo lo que pudiera pesar más de un gramo, mientras me dirijo hacia la balanza. Tal vez hoy sea el día. Pero, una vez más, no lo es. Me arranco la hebilla que me sostiene la cola de caballo y lo intento otra vez. Pero no.

Decidida a esforzarme más, comer más saludable y escoger mejor, comienzo el día, solo para encontrarme inventando nuevas excusas, racionalizando y haciendo promesas para después.

Siempre para después.

Y el ciclo que he llegado a odiar y que me siento incapaz de detener continúa.

¿Con quién podría hablar de esto? Si reconozco mi lucha con la comida ante mis amigas, tal vez intenten pedirme cuentas la próxima vez que salgamos juntas. ¿Y si no tengo ganas de que me cuestionen los nachos con queso y la cantidad de crema ácida que pido? Les digo que empiezo el lunes siguiente y eso les parecerá bien. Ellas no creen que tenga que hacer cambios.

Pero sí necesitaba hacer cambios. Lo sabía. Porque eso en realidad no tenía que ver con la báscula ni con la talla de mi ropa, era una batalla que se libraba en mi corazón. Yo pensaba, ansiaba y hacía girar mi vida en torno a la comida. Tanto, que sabía que Dios me estaba planteando el desafío de rendirme a su control. Rendirme de verdad. Rendirme al punto de llevar a cabo cambios radicales, quizá más por el bien de mi salud espiritual que por el de mi salud física.

Parte de mi rendición tenía que ver con hacerme una pregunta realmente difícil.

¿Podría hacértela también a ti?

¿Sería posible que amáramos más la comida que a Dios, y que dependiéramos de ella más de lo que dependemos de él?

Antes que arrojes este libro al otro extremo de la habitación escúchame. Esta pregunta resulta crucial. Yo tenía que ver el propósito de mi lucha como algo más importante que usar tallas más pequeñas y recibir elogios de otros.

Tenía que fundamentarme en algo más que solo en mí misma. Tenía que ser sincera para admitirlo: yo dependía más de la comida que de Dios. Ansiaba más la comida que a Dios. La comida era mi consuelo. La comida era mi recompensa. La comida era mi gozo.

La comida era aquello a lo que yo acudía en momentos de estrés, tristeza, e incluso en momentos de felicidad.

Y detestaba admitirlo. Me sentía tonta al reconocerlo. Consideraba que eso era un fracaso espiritual.

Les conté al respecto a unas pocas personas y la mayoría pareció apoyarme. Pero una mujer bien intencionada, me dijo sarcásticamente algo de lo que otros se hicieron eco en los meses siguientes: «¿Estás haciendo de este asunto de la dieta una cuestión espiritual? ¿A Dios realmente le importa la comida?».

Sí, yo creo que le importa.

Dios nunca quiso que deseáramos alguna cosa más de lo que lo deseamos a él. Basta echar un simple vistazo a su Palabra para que quede demostrado. Miremos lo que dice la Biblia sobre el pueblo escogido de Dios, los israelitas, cuando estos ansiaron más la comida que a Dios: «Con toda intención pusieron a Dios a prueba, y le exigieron comida a su antojo» (Salmos 78:18). ¡Ay!

¿Y qué pasó con ellos? Nunca llegaron a la tierra prometida. Esa gente vagó por el desierto durante cuarenta años y ni uno de ellos pudo entrar a la tierra que fluye leche y miel (excepto Josué y Caleb).

No sé tú, pero yo no quiero vagar por un «desierto», incapaz de entrar en la vida abundante que Dios tiene para mí porque voluntariamente decido ponerlo a él a prueba... ¡por la comida!

Cuando la comencé supe que esta batalla sería difícil. Pero a lo largo de ella decidí que me enfocaría en Dios. Cada vez que sentía ansias de algo que sabía que no formaba parte de mi plan, usaba esas ansias como un llamado a la oración. Yo ansiaba muchas cosas, así que oraba mucho.

No pases muy rápido este último párrafo. Yo usé mis ansias de comer como un aviso para orar. Era mi manera de derrumbar la torre de imposibilidades que se alzaba delante de mí y de construir algo nuevo. Mi torre de imposibilidades estaba constituida por la comida. Ladrillo por ladrillo, me veía desbaratando la torre de comida y usando aquellos mismos ladrillos para construir una senda de oración, pavimentando el camino hacia la victoria.

¿Las cosas se volvieron más fáciles al visualizarlas a través de este ejemplo sencillo? A veces sí. Y en otras ocasiones mis ansias de comida no saludable me hicieron llorar. En serio, llorar. A veces terminaba en el piso de mi vestidor, orando mientras las lágrimas corrían por mis mejillas. Y me di permiso para llorar, como el salmista:

> «Atiende, Señor, a mis palabras; toma en cuenta mis gemidos. Escucha mis súplicas, rey mío y Dios mío, porque a ti elevo mi plegaria. Por la mañana, Señor, escuchas mi clamor; por la mañana te presento mis ruegos, y quedo a la espera de tu respuesta». (Salmos 5:1–3)

Y eso fue lo que hice, literalmente.

«Dios, quiero comerme un pancito hoy. En cambio, estoy comiendo huevos escalfados. Te doy gracias por estos huevos, pero seré sincera al decirte que mis ansias por otras cosas son difíciles de resistir. Pero, en lugar de autocompadecerme por lo que *no puedo* comer, voy a decidir celebrar lo que *sí puedo* comer».

«Señor, son las 10:00 a.m. y tengo ansias de comer algo otra vez. Quiero esas galletas que parecen gritar mi nombre, pero en lugar de ir por las galletas, estoy orando. Voy a ser sincera: no quiero orar. Quiero las galletas. En cambio, me voy a comer un puñado de almendras. Y ladrillo por ladrillo… oración tras oración… estableceré un camino para la victoria».

«Señor, es hora de almorzar y todas mis amigas van a un restaurante mexicano. Me encanta la comida mexicana. Sin duda podría justificarme al comer un tazón enorme de tortillas y guacamole ahora mismo. Pero una vez más escojo orar a quedarme atorada en mis ansias. Ayúdame, Dios, a sentirme satisfecha con opciones más saludables».

Y así eran mis oraciones durante todo el día. Ponía mis peticiones delante de Dios, quedaba a la espera.

Entonces, una mañana, por fin sucedió. Me levanté por primera vez en mucho tiempo y me sentí con una fuerza increíble. Hice la misma rutina loca de la báscula, sin ropa ni hebilla en el pelo, pero solo subí una vez. Los números no habían cambiado todavía, pero mi cabeza sí. Un día de victoria me supo mejor que cualquiera de esos alimentos a los que había renunciado. Había esperado la respuesta usando la oración como guía y lo logré.

Lo logré ese día, y al día siguiente. Y al otro día. ¿Y por qué no aspirar a cuatro días seguidos de victoria? Y quizá uno más.

No puedo prometerte que no habrá más lágrimas. Y no puedo prometerte que la balanza bajará mágicamente tan rápido como quisieras. Pero será un comienzo. Un buen comienzo, de verdad.

3

Buscar un plan

La primavera pasada, tomé un atajo por cierto vecindario y vi a un hombre sembrar flores en su jardín. Ese vistazo rápido fue suficiente como para producir en mí una idea persistente: *me gustaría tener un jardín bonito.*

Durante años había observado las flores de otros y deseado en secreto tener un jardín propio y exuberante. Sin embargo, la visión de ese hombre escarbando la tierra con sus manos me trajo una nueva revelación. *Él tenía ese jardín porque invertía tiempo y energía en cultivarlo.* No esperó tenerlo y apareció. No se levantó un día y encontró que de la tierra había brotado un jardín de hermosos retoños.

No.

Él había trabajado en él. Se había sacrificado por él.

Día tras día. Hilera por hilera. Semilla tras semilla. Planta por planta. Le había requerido tiempo y esfuerzo antes de ver el fruto de su trabajo.

Pero con el tiempo vio un retoño… y luego otro… y luego otro. Yo vi las flores de ese hombre y quise tener las mías, sin la menor idea de todo el trabajo que le había llevado producirlas. Quería las flores, pero no el trabajo. ¿No pasa así con muchas cosas en la vida? Queremos los resultados, pero no tenemos deseos de realizar el trabajo.

Además de un jardín, durante años yo también anhelé un cuerpo más delgado, pero era indolente en cuanto a cambiar, de verdad, lo que comía. Presentaba excusas para no tener que entrar en la disciplina necesaria. Citaba mi edad y mi metabolismo, lamentando lo injusto de mi disposición genética, y bla, bla, bla.

La realidad es que no puedo comer como una atlética adolescente y luego quejarme de mis capas extra de grasa.

O de la talla de mis pantalones.

Ni de que mis brazos comienzan a sacudirse en el aire cuando los alzo.

No puedo tener retoños con solo desearlos, como tampoco puedo hacer que la grasa desaparezca con solo quererlo.

Yo sabía que necesitaba un plan. Algo más que «El lunes empiezo de nuevo».

Tenía una amiga que había encontrado una nutricionista que le gustaba mucho. Ella controló su problema, bajó de peso, se mantuvo así y experimentó el poder beneficioso del éxito. El día de mi primera cita con esa misma nutricionista me senté en mi auto y me reí entre dientes de lo que había escogido como mi *última cena*, la cena antes de tener que hacer los cambios.

Miré el plato desechable. Minutos antes había estado lleno de porciones de pizza de la marca Chef Boyardee. El deleite de las papilas gustativas de mi niñez había sido la pizza barata, congelada.

¿A quién quiero engañar? También había sido el deleite absoluto de mi adultez. Y si esa comida que había escogido no sellaba el pacto con respecto a los cambios que tenían que producirse, sin duda que mi próximo paso, sí.

Lamí el plato. Sí. Si esa era la última vez que disfrutaría de esa exquisitez, no iba a dejar ni una gota de salsa en el plato. Ni una gota.

En la oficina de la nutricionista me dijeron que estaba pasada de peso. Eso no era noticia. Durante el último año había subido dos tallas de pantalón y ahora incluso mis pantalones grandes se quejaban.

Algo tenía que cambiar.

Alguien tenía que aprender la disciplina de renunciar a algunas cosas. Y esas «cosas» eran alimentos malos que estaban saboteando mi cuerpo, mi energía mental y mi espíritu.

La comida se había convertido en una especie de droga. Y, sinceramente, es una droga adecuada para una mujer cristiana. En cada evento de la iglesia al que asistía me facilitaban mi droga sin dudarlo ni emitir juicio.

Yo no tenía las luchas a las que hace referencia la mayoría de las personas cuando descubren que alguien tiene problemas con la comida. Yo no era anoréxica ni bulímica. Nunca me mandaba una comilona para luego purgarme. Tampoco comía tanto como para enfermarme, ni nada por el estilo.

Estaba comiendo demasiada comida del tipo inapropiado y me sentía atrapada en un ciclo de hambre. Tenía hambre constantemente.

Dependía demasiado de la comida para encontrar consuelo. Quería comer lo que quisiera, cuando lo quisiera y en las cantidades que quisiera. Así que, a pesar de hacer ejercicio, lo que comía podía más que yo y los cambios en mi cuerpo revelaban todos mis secretos.

Eso constituye al mismo tiempo la bendición y la maldición de la comida. Las malas decisiones en cuanto a la elección de la comida me traicionaban siempre, fuera en el tamaño de mi cintura, en mi nivel de energía o en mi bienestar general.

Ese día salí del consultorio de la nutricionista con un plan. Bajo su supervisión y teniendo que ir a pesarme una vez por semana para asumir responsabilidad, me sentí con fuerzas por primera vez en mucho tiempo.

El plan que escogí era estricto y restrictivo. Sabía dentro de mí que tenía que ser así. Tenía que romper los ciclos adictivos que mis papilas gustativas tanto ansiaban. Necesitaba entrenar mi cuerpo para que no tuviera hambre constantemente. Tenía que mantener mis niveles de azúcar en sangre bajo control.

El plan de alimentación saludable que adopté entonces, y ahora mantengo, es un plan equilibrado de proteínas y carbohidratos. Aprendí el tamaño correcto de las porciones, la combinación de alimentos, cuándo comer y qué comer. Todavía como carbohidratos, pero me limito en la cantidad y el tipo. No como la mayoría de los panes, papas, arroz, maíz, pastas y otros alimentos ricos en almidón. Sobre todo, como carnes bajas en grasa, vegetales y frutas.

Tengo algo cómico que contarte acerca del plan de alimentación saludable que he escogido. Básicamente como lo que come un animal salvaje: carnes y cosas que crecen naturalmente en la tierra. Solo que yo cocino la comida y tengo modales para comer. Las posibilidades de este plan me dieron ánimo enseguida porque todavía no he visto un animal salvaje con sobrepeso que se queje de celulitis.

Piénsalo.

No estoy diciendo que este tenga que ser tu plan (necesitas investigar, consultar a tu médico y crear un plan saludable y realista para *tu* vida diaria). Lo que estoy diciendo es que este es *mi* plan y, aunque no lo creas, he llegado a amarlo. Nótese que he dicho «*he llegado* a amarlo». No puedo negar que hubo días realmente difíciles.

Mi plan es realista porque los alimentos que consumo son cosas que puedo comprar en mi supermercado local, y porque mi familia puede comer lo que yo como casi siempre. Sin embargo, ellos normalmente comen almidones que yo evito.

Esta travesía requerirá que hagas algunos sacrificios difíciles, pero he llegado a ver este proceso como la adopción de alternativas saludables y no como una negación de mí misma. Hay lecciones que aprender y perspectivas que ganar en la etapa de adoptar alternativas saludables. Estas serán no solo lecciones físicas. Las lecciones mentales y espirituales obtenidas en esta etapa serán justamente las que te equiparán para el largo camino y te mantendrán saludable y radiante, como el jardín de aquel hombre.

Hablando de jardines, no esperes flores frescas en mi jardín. Eso no es más que un deseo. Una chica no puede hacerlo todo sola, ¿verdad?

4

Las amigas no dejan que sus amigas coman sin pensarlo antes

Detente, te lo pido en el nombre del amor, antes de que *destroces mi corazón. Piénsalo bien.*

¿Quién hubiera pensado que esta tonada clásica del grupo Supremes pudiera aplicarse a mucho más que una chica que le hace una advertencia a su novio descarriado? Pero esa melodía encierra una declaración muy poderosa: «Piénsalo bien».

Me pregunto cuántas malas decisiones y consecuencias graves se podrían haber evitado aplicando esa declaración de solo dos palabras. A veces logramos armarnos de sentido común y *pensarlo bien* por nuestra propia cuenta para alejar nuestros pasos del terreno resbaladizo de la transigencia. Pero la mayoría de las veces necesitamos de alguna manera rendirle cuentas a alguien.

Para mí una de las formas más eficaces ha sido medir el progreso con otras amigas. Tengo una amiga que empezó antes que yo y se ha convertido en una fuente valiosa de ánimo y perspectiva. Es la que mencioné antes con la nutricionista; un día se inclinó a través de la mesa y me dijo: «Si sigues este plan de comer saludable, funcionará». Me aferré a esa declaración cuando tuve una pequeña crisis.

Durante las tres primeras semanas de mi nuevo plan alimenticio todo iba bien. Solo luché con el hambre los primeros diez días. Al comienzo de la cuarta creo que mi cuerpo sufrió por la ausencia de azúcar. Lo digo en serio.

Todos mis sistemas estaban descompaginados. Un día me parecía tener gripe; otro, una alergia; y una semana después, problemas estomacales. Podría haber pensado que tenía algún tipo de enfermedad maligna, pero no fue así. Era, sin duda, mi cuerpo enojado y exigía que le diera azúcar en ese mismo momento.

Me sentía muy mal. Apenas podía hacer ejercicio. Tenía que dormir la siesta. ¡Y si tú me conoces de verdad sabes que eso es muy sorprendente! Una parte de mí estaba lista para tirar la toalla, ir hasta el pasillo del supermercado donde están las cajas de polvo para hacer bizcochos de chocolate y preguntar si alguien sabía cómo conectar un suero intravenoso entre la caja de bizcochos y yo.

Debemos ser conscientes de que la desesperación alimenta la degradación. Es decir, cuando lo que falta en la vida pasa de ser una molestia a convertirse en ansiedad, corremos el riesgo de transigir de una manera que nunca pensamos posible.

Me resulta interesante que un versículo que muchas conocemos y citamos, acerca de que el diablo anda rondando como un león rugiente en busca de alguien a quien devorar, esté justo al final de un pasaje que dice: «Depositen en él toda ansiedad, porque él cuida de ustedes. Practiquen el dominio propio y manténganse alerta» (1 Pedro 5:7–8).

Verán, cuando decidamos ser saludables, tendremos que renunciar a ciertas cosas y cambiar nuestros hábitos. Hacer eso puede causarnos ansiedad. Es por eso que debemos tener amigas que nos ayuden a recordar que aquello a lo que estamos renunciando a corto plazo nos ayudará a obtener lo que realmente deseamos a largo plazo. Si nos olvidamos de desarrollar dominio propio y estar siempre alerta, seremos blancos favoritos para Satanás, que intentará alejarnos de las nuevas normas que hemos establecido para nuestra vida. Eso es degradación.

Sí, la desesperación produce degradación.

Una persona que piensa que nunca va a robar se mete en un aprieto financiero, y de repente se sorprende a sí misma sacando dinero de la caja registradora de su trabajo.

Una persona que cree que nunca tendrá relaciones sexuales antes del matrimonio, siente la presión física de alguien de quien desea urgentemente recibir amor, y de pronto se sorprende en la cama con ese hombre.

Una persona comprometida con volverse saludable se olvida de empacar sus refrigerios saludables, de pronto siente urgencia por correr a la máquina expendedora y obtener allí una barra de dulce, solo por una vez.

Tienes que ser consciente y estar en guardia, querida hermana. Tienes que saber que estas son estratagemas diseñadas por el demonio para atraparte y alejarte de tus compromisos. Encuentra una amiga que pueda hacerte razonar en medio de tus impulsos irracionales. Una amiga que te pida cuentas, que te diga la verdad en amor y que ore por ti.

Considera el gran ejemplo de cómo la desesperación produce degradación en la historia de Esaú, en el Antiguo Testamento. Esaú era el mayor de dos hermanos gemelos, y un cazador hábil, en tanto que el menor, Jacob, era de un tipo más hogareño. Las Escrituras dicen:

> Un día, cuando Jacob estaba preparando un guiso, Esaú llegó agotado del campo y le dijo:
>
> —Dame de comer de ese guiso rojizo, porque estoy muy cansado. (Por eso a Esaú se le llamó Edom).
>
> —Véndeme primero tus derechos de hijo mayor —le respondió Jacob.
>
> —Me estoy muriendo de hambre —contestó Esaú—, así que ¿de qué me sirven los derechos de primogénito?
>
> —Véndeme entonces los derechos bajo juramento —insistió Jacob.
>
> Esaú se lo juró, y fue así como le vendió a Jacob sus derechos de primogénito. Jacob, por su parte, le dio a Esaú pan y guiso de lentejas.
>
> Luego de comer y beber, Esaú se levantó y se fue. De esta manera menospreció sus derechos de hijo mayor. (Génesis 25:29–34)

Lo que me impacta de esta historia es a cuánto renunció Esaú por solo unos momentos de satisfacción física. Sacrificó lo que era bueno a largo plazo por aquello que lo hacía sentir bien a corto plazo. Renunció a lo que era en un momento de desesperación.

Si un buen amigo de Esaú hubiera escuchado su conversación con Jacob, le hubiera hablado con racionalidad para frenar sus impulsos irracionales.

Eso representaba mi amiga para mí: la voz de la razón, la estabilidad y la racionalidad. Mientras ella se mantenía firme en sus convicciones, yo lloraba. Lloré lágrimas genuinas. Lágrimas por la falta de azúcar, y de mis bocadillos salados, y de la sensación de bienestar temporal con que siempre me deleitaban. Después de llamar a mi amiga, me tiraba en el piso del baño y le pedía ayuda a Dios. Decir que me sentía infeliz es quedarme corta. Pero el pensamiento de que mi amiga me preguntara si había perseverado sin poder decirle que sí era algo inimaginable. Si ella podía vencer sus días difíciles, yo también.

Así que el día siguiente a mi peor día, todos los síntomas desaparecieron. De repente me sentí muy bien. Mi cuerpo estaba fuerte, mis emociones bajo control y mi nivel de energía llegaba al cielo. Tal y como mi amiga dijo que sucedería.

Asombroso.

Perseverar durante mi crisis me llevó a un lugar maravilloso de avance, y de repente comencé a ver resultados tangibles. Era muy bueno no sentir temor a vestirme por las mañanas. Consideraba una gran ventaja poder usar ropa que realmente me quedara. Sí, a esas alturas todavía era mi «ropa grande», pero poder ponérmela con comodidad y facilidad era un gran paso en la dirección correcta.

También resultaba crucial tener que rendirle cuentas a mi amiga Holly, que había comenzado este plan de alimentación al mismo tiempo que yo. Ambas sabíamos que sería difícil, así que nos comprometimos a orar la una por la otra, así como a pedirnos cuentas mutuamente. Cada día hablábamos sobre lo que comeríamos ese día. Cada semana una a la otra le informaba acerca de su peso. Analizábamos cada lucha, cada tentación que nos parecía devastadora, cada paso, bueno o malo.

Saber que no podía ocultarle a Holly ninguna trampita evitaba que resbalara. No soportaba la idea de tener que decirle que había metido la pata, así que no lo hacía. Nuestro lema era: «Si no forma parte de nuestro plan, no lo llevamos a la boca».

Si no cuentas con una amiga que esté dispuesta a lanzarse contigo a esta travesía de cambiar los hábitos alimenticios, no te desanimes. Trata de encontrar una amiga que esté dispuesta a hacerlo en oración. Sé sincera con ella en cuanto a tus luchas y pídele que se comprometa a orar fervientemente por ti y contigo.

De verdad, NUNCA JAMÁS pensé que podría dejar de comer pan, pastas, papas, arroz y azúcar. Pero ver el éxito de mis amigas, que iban más adelantadas que yo, y tener otra amiga dispuesta a sacrificarse conmigo, le dio a mi cerebro el permiso que necesitaba para hacer un alto, en nombre del amor, y pensar las cosas bien.

Aunque necesitarás hallar una amiga que siga junto contigo un plan de alimentación saludable o que ore por ti mientras tú lo haces, permíteme ser esa voz que te hable en medio de tus dudas y te diga: «Si sigues el plan de alimentación saludable que has escogido, funcionará y sin duda, valdrá la pena». Y cuando posiblemente te encuentres en problemas con la tentación, recuerda que debes «parar en nombre del amor». Permite que el amor que sientes por tus amigas, que están a tu lado, y tu amor por el Señor, que quiere que lo honres con la manera en que tratas tu cuerpo, te haga pensarlo bien.

¿Estás lista, entonces? Tómate el tiempo de considerar en oración el plan de alimentación más adecuado para ti. Habla con tus amigas para ver quién estaría dispuesta a acompañarte. Y luego comienza a caminar hacia aquella vida saludable que es posible para ti.

5

Fui hecha para más que eso

Cuando estaba en mi último año de la escuela secundaria, una amiga que se había graduado el año anterior me invitó a una fiesta de universitarios.

Decir que aquello era plenamente de onda está muy lejos de describir lo que sentí cuando entré a esa fiesta calzando mis zapatos color rosa brillante.

Al finalizar la noche reíamos nerviosamente por la atención que nos prestaban dos apuestos estudiantes universitarios. Cuando la fiesta iba acabando, nos invitaron a su casa.

Una parte de mí se sentía tan halagada que quería ir. Una parte más importante de mí no lo deseaba. Pero se hicieron planes y antes de que me diera cuenta, estábamos ya en el auto, alejándonos.

En ese momento de mi vida yo no era cristiana. Para nada. Y puedo decir con certeza que nunca había escuchado a Dios hablarme, pero en medio de esa situación lo escuché.

Esta no eres tú, Lysa. Tú fuiste hecha para mucho más que esto.

Era verdad. El don de una verdad. Sembrado muy dentro de mí cuando él mismo me había formado.

Terminé presentando una excusa para irme rápidamente y regresé caminando sola hasta mi auto esa noche. En mi mente me culpaba por actuar como una estudiante de secundaria joven e inmadura que no podía comportarse como una chica universitaria desinhibida. Pero ahora que lo pienso, quiero subirme a una silla y aplaudir. Aplaudir, ¡y aplaudirme por haber actuado así cuando todavía estaba en la secundaria!

Hubo otras épocas en mis años jóvenes en que volví a oír esta verdad con claridad en los confines de mi alma y, lamentablemente, me negué a escucharla. Fueron los años más oscuros de mi vida. Yo no había sido hecha para vivir una vida que deshonrara a Dios.

Tampoco ninguna de nosotras.

«Fuiste hecha para más, Lysa, fuiste hecha para más». Lo recordé especialmente durante aquellas primeras semanas de mi aventura de alimentación saludable en que me vi tentada por un millón de ataques a mis papilas gustativas privadas de azúcar.

Qué gran verdad es esta para todas nosotras. Qué gran verdad para usarla cuando volvemos a escribir el guion que aparece continuamente en nuestra cabeza cada vez que somos tentadas. Reescribir el guion es uno de los pasos más cruciales hacia un progreso permanente.

Tenemos que reescribir las excusas, las justificaciones, las evasivas como «mañana lo haré mejor», al adquirir el hábito de decir otras cosas. Y la primera de ellas es: «Fui hecha para algo más». Esta verdad encierra una sabiduría y revelación que desata el enorme poder que está a disposición de todos los cristianos.

¿Y acaso no es poder lo que realmente necesitan las chicas que procuran realizar cambios saludables en su vida? Necesitamos un poder que vaya más allá de nuestros frágiles intentos y de nuestra frágil determinación. Un poder superior a nuestras papilas gustativas, a nuestras hormonas, a las tentaciones y a esa necesidad femenina innata de comer chocolate.

Lee lo que el apóstol Pablo escribió sobre este poder asombroso que tenemos a disposición de nosotras, y nota las frases en cursivas, que examinaremos más a fondo en breve:

> *Pido* que el Dios de nuestro Señor Jesucristo, el *Padre glorioso,* les dé el Espíritu de sabiduría y de revelación, *para que lo conozcan mejor.* Pido también que les sean iluminados los ojos del corazón para que sepan a qué esperanza él los ha llamado, cuál es la riqueza de su gloriosa herencia entre los santos, y *cuán incomparable es la grandeza de su poder a favor de los que creemos.* (Efesios 1:17–19, cursivas de la autora)

Me doy cuenta de que es difícil tomar un pasaje como este, ponerlo frente a un pedazo de pastel de chocolate y sentir de inmediato el poder que nos permite alejarnos. Pero si lo analizamos, comprendemos su riqueza y luego practicamos la verdad que encierra, será asombroso el poder que experimentaremos. Así que echemos un vistazo más detallado a algunas de sus palabras y frases clave.

Sé persistente: «Pido»

Tenemos que pedirle a Dios que nos acompañe en este viaje. Y este no será un ejercicio que realicemos en una sola ocasión. Pablo pide sabiduría una y otra vez. Necesitamos pedir que la sabiduría, la revelación y la intervención del poder de Dios sean parte integral de la elección de nuestros alimentos.

¿Por qué no hacer una oración como la que sigue diariamente, a primera hora de la mañana, antes de comer cualquier cosa? «Señor, reconozco que fui hecha para más que este círculo vicioso dominado por la comida. Necesito comer para vivir y no vivir para comer. Así que te pido tu sabiduría para elegir qué comer y que tu poder esté en mí para alejarme de las cosas que no me benefician».

Abraza una verdadera identidad: «Padre glorioso»

La frase «Padre glorioso» indica nuestra relación con Dios y responde a la pregunta: «¿*Por qué* estamos hechas para algo más?». Estamos hechas para algo más porque somos hijas de Dios. Durante años no me identificaba por mi relación con Dios, sino por las circunstancias que me rodeaban. Yo era:

> Lysa, la chica destruida proveniente de un hogar destruido.
>
> Lysa, la chica rechazada por su padre.

Lysa, la chica que fue abusada sexualmente por alguien que decía ser como su abuelo.
Lysa, la chica que se alejó de Dios después de la muerte de su hermana.
Lysa, la chica que abortó después de una sucesión de relaciones inadecuadas.

Pero luego, un día, leí una lista de cosas que hacen referencia a la persona que Dios dice que yo soy. ¡Qué contraste tan marcado con cómo yo me veía! Por fin entendí que mis circunstancias no tenían que definirme. En lugar de eso, podía vivir en la realidad de lo que dice mi glorioso Padre celestial que yo soy:

Lysa, la hija de Dios perdonada. (Romanos 3:24)
Lysa, la hija de Dios liberada. (Romanos 8:1–2)
Lysa, la hija de Dios aceptada. (Juan 1:12)
Lysa, la santa hija de Dios. (1 Corintios 1:30)
Lysa, la hija de Dios hecha nueva. (2 Corintios 5:17)
Lysa, la hija de Dios amada. (Efesios 1:4)
Lysa, la hija confiada en Dios. (Efesios 3:12)
Lysa, la hija de Dios victoriosa. (Romanos 8:37)

Fui hecha para ser libre, santa, nueva, amada y confiada. Debido a eso, no puedo permitirme participar de nada que niegue mi verdadera identidad. Ya sea que se trate de una relación con alguien que me haga sentir inferior a lo que es mi verdadera identidad o de un círculo vicioso producido por la comida que me lleve a sentirme derrotada y prisionera, tengo que recordar que fui hecha para algo más que eso.

Encuentra la razón más profunda: «Para que lo conozcan mejor»

¿Has captado la verdadera razón que tenemos para abrazar nuestra auténtica identidad? No tiene que ver solo con sentirnos mejor con nosotras mismas o elegir las cosas más saludables. Ni siquiera con ayudarnos a funcionar como hijos de Dios victoriosos. Y sin duda, tampoco con que podamos usar pantalones vaqueros más pequeños y bajar la barriga, aunque todos esos sean beneficios maravillosos.

El verdadero motivo es «para que lo conozcan mejor».

Nuestro compromiso disciplinado tiene un propósito más profundo. Establecer esa relación (entre haber sido hechas para algo más y llegar a conocer mejor a Dios) nos ayuda a descubrir que toda esta aventura tiene menos que ver con la comida, los ejercicios y las elecciones referidas a nuestro estilo de vida, y más con abrazar la oportunidad de conectarnos profunda y maravillosamente con Dios.

Descubre una esperanza y poder incomparables: «Que les sean iluminados los ojos del corazón»

Iluminado quiere decir literalmente «alumbrado».[2] Es decir, el apóstol Pablo pidió que nuestros corazones sean alumbrados para que podamos reconocer más claramente la esperanza y el poder que tenemos a nuestra disposición.

Fuimos hechas para la misma esperanza y poder que levantó a Cristo de entre los muertos. Hemos hablado de Efesios 1:17–19, pero debemos analizar lo que sigue. «Ese poder es la fuerza grandiosa y eficaz que Dios ejerció en Cristo cuando lo resucitó de entre los muertos y lo sentó a su derecha en las regiones celestiales» (Efesios 1:19–20). ¡Ese es el poder que tenemos a nuestra disposición! El mismo poder que levantó a Jesús de entre los muertos. Puede parecernos que no lo tenemos, pero allí está. Y cada vez que proclamemos: «Yo fui hecha para algo más», pido al Señor que todas las verdades encerradas en esa afirmación fluyan hasta nuestros corazones y nos mantengan alumbradas.

Fuimos hechas para algo más que excusas y círculos viciosos. Podemos saborear el éxito. Experimentar la verdad. Escoger permanecer en el camino de la perseverancia. Lograr un éxito tras otro.

Y nuestros hábitos alimenticios pueden experimentar una transformación total cuando nos manejamos con una esperanza y poder que no tienen comparación.

6

Acercarnos más a Dios

Una vez, en una conferencia, participé en una sesión de preguntas y respuestas en la que alguien me preguntó: «¿Cómo acercarse más a Dios?».

Excelente pregunta. Por mi mente pasaron varias respuestas posibles.

Finalmente respondí: «Al decidir negarnos a nosotras mismas algo que está permitido, pero no resulta beneficioso. Y hacer ese sacrificio intencionalmente con el solo objetivo de acercarnos más a Dios. A fin de cuentas, el propio Jesús dijo: "Si alguien quiere ser mi discípulo, que se niegue a sí mismo, lleve su cruz cada día y me siga"» (Lucas 9:23).

A manera de ejemplo hablé de cómo estaba sacrificando intencionalmente el azúcar y las cosas procesadas que, una vez consumidas, se convierten en azúcar en mi cuerpo. Sí, lo estaba haciendo para ser saludable. Pero hay una razón espiritual más profunda, que es escoger purificarme espiritualmente también mediante ello, y eso, sin duda, me ayuda a acercarme más a Dios.

Mi respuesta fue auténtica, vulnerable y sincera. Tal vez demasiado sincera. Las mujeres del público quedaron boquiabiertas cuando mencioné que estoy en una época de sacrificar el azúcar. No habían pasado dos segundos cuando una de las asistentes a la conferencia tomó el micrófono abierto al público y espetó: «Bueno, si Jesús se llamó a sí mismo el pan de vida, ¡no creo que el azúcar y los carbohidratos procesados tengan nada de malo!».

El público estalló en carcajadas.

Yo forcé una sonrisa, pero me sentí más pequeña que una verruga en la punta de la nariz de una hormiga.

Ellas no habían entendido.

O tal vez era yo quien no había entendido. ¿Acaso era solo una chica tonta en busca de Jesús que erróneamente había pensado que mi deseo de agradarlo emprendiendo una batalla contra la comida me ayudaría de alguna manera a acercarme más a él?

Sí, quiero bajar de peso. Pero esta aventura en realidad tiene que ver con aprender a decirme que no y aprender a tomar decisiones más sabias cada día. Y, de alguna manera, convertirme en una mujer con autodisciplina honra a Dios y me ayuda a vivir el rasgo divino del dominio propio. Es fruto del Espíritu (la evidencia de que el Espíritu de Dios está en nosotras, citado en Gálatas 5:22–23). Finalmente, procurar el dominio propio sí le ayuda a mi corazón a sentirse más cerca de Jesús y más puro para recibir lo que él quiere darme cada día… en lugar de estar abrumado con sentimientos de culpa a causa de mis malas decisiones.

Pero el dominio propio no es fácil. No nos gusta negarnos a nosotros mismos. No nos parece necesario. Ponemos excusas y decimos: «Está bien para ti, pero yo nunca podría renunciar a eso». Y si dependemos de nosotras mismas es verdad. Pero existe otro nivel de dominio propio que muy pocas de nosotras encontramos. Antes de que el apóstol Pablo enumerara los frutos del Espíritu en su carta a las iglesias de Galacia, él les describió un poder que está a nuestra disposición y que va más allá del dominio propio. «Vivan *por el Espíritu*, y no seguirán los deseos de la naturaleza pecaminosa» (Gálatas 5:16). Es decir, vivan con la disposición a alejarse cuando el Espíritu Santo les dé un codazo y les diga: «Ese alimento que escogiste es permisible pero no beneficioso, así que no te lo comas».

No es *pecaminoso*, por favor, escúchame bien. La comida no es pecaminosa. Pero la comida puede ser algo que Satanás ponga delante de ti para decirte: «Nunca te librarás de esta lucha. No eres capaz de dominarte con la comida», tenemos que ver que su consumo inadecuado puede constituir el engaño que él usa para llevar corazones a un punto de derrota. Para otros será el sexo fuera de matrimonio, el consumo inadecuado de alcohol, las drogas ilegales o alguna otra cuestión física.

La pregunta obvia es, entonces, ¿cómo podemos captar esos codazos del Espíritu Santo? ¿Cómo podemos «andar por el Espíritu»?

Primero, tenemos que saber dónde está el Espíritu y lo que él nos da. Si conocemos a Jesús como nuestro Salvador personal, la Biblia nos enseña que tenemos el Espíritu Santo viviendo en nosotros (Romanos 8:11) infundiendo un poder a nuestras vidas que va más allá de lo que podríamos lograr por nuestra cuenta.

Entonces, ¿cómo vivir por ese Espíritu y prestar atención a su voz de sabiduría y precaución? Esto es lo que dijo el apóstol Pablo: «Si el Espíritu nos da vida, andemos guiados por el Espíritu» (Gálatas 5:25). Es decir, leemos la Biblia con la intención de poner en práctica lo que leemos, al tiempo que le pedimos al Espíritu Santo que nos dirija para saber cómo hacerlo.

A menudo yo oro así: «Necesito sabiduría para tomar decisiones sabias. Necesito entendimiento para recordar las palabras que he leído en las Escrituras. Necesito un poder superior al que encuentro en mí misma». No es una oración mágica. De todas maneras, tengo que tomar la decisión de alejarme de la fuente de mi tentación. Y tomar esa decisión a veces es muy difícil, no lo puedo negar.

Como cuando estoy en la fila en Starbucks. La empleada toma mi orden y luego hace un gesto con su mano como si manejara una varita seductora que dirige mi atención hacia una vitrina llena de delicias que despertarían las papilas gustativas de cualquier mujer. Las hace danzar de verdad. Algo así como una rumba o un tango, con pasitos muy rápidos, uno detrás del otro. Mis papilas gustativas danzan y suplican como un niño ante el estante de los caramelos en el supermercado.

«¿Le gustaría algo para acompañar su café?», pregunta ella.

Claro que me gustaría algo, ¡me gustarían dos o tres algos! Y voy a ser totalmente sincera, es en momentos como ese que quisiera hacerle una pregunta sencilla a Eva. *Por favor, dime que algo se perdió en la traducción y lo que realmente colgaba de la rama de aquel árbol hace todos esos miles de años eran dulces como estos.* Se trata solo de una ocurrencia. En fin, como dije antes, no es fácil. No es fácil apoyarse en el Espíritu

Santo para que nos dirija a tomar decisiones sabias. No es fácil atreverse a vivir de verdad una vida en la que se pongan las Escrituras en práctica. Especialmente aquellas que tengan que ver con el dominio propio. No es fácil, pero *es* posible.

Servimos a un Dios compasivo. Un Dios que sabía que la comida sería una piedra de tropiezo grande en nuestra búsqueda total de él. Así que, a través del Espíritu Santo, de Jesús y de la Biblia él nos ha dado grandes dones que nos ayudan. Analicemos dos aspectos específicos de la fe sobre los que Dios nos advierte que la comida no debe eclipsarlos: nuestro llamado y nuestro compromiso.

Nuestro llamado

Cada vez que nos sentimos derrotadas por algún problema, eso puede hacer que nos sintamos incapaces de seguir a Dios plenamente. A veces eso me persigue y me produce inseguridad en mi ministerio con las mujeres. ¿Alguna vez te has sentido así en tu lucha con la comida? Apuesto a que nunca soñaste que la historia de la mujer samaritana podría ofrecerte un poco de ánimo que te reconforte.

No es que no me guste su historia. Sí me gusta. Es solo que la he escuchado tantas veces que dudo de que haya algo fresco que pueda decirse al respecto. Pero en todos mis años de escuchar acerca de la mujer samaritana, de leer su historia y de creer que me la sé, he pasado algo por alto. Algo realmente importante.

Justo en medio de una de las conversaciones más largas que se haya registrado entre Jesús y una mujer, ¡él empieza a hablar de comida! ¡Comida! Y yo nunca me había dado cuenta. De algún modo, a pesar de haber escuchado la historia tantas veces, me había perdido la enseñanza crucial de Jesús, que el alimento espiritual es mucho más importante que el alimento físico. Él dijo: «Mi alimento es hacer la voluntad del que me envió y terminar su obra» (Juan 4:34). Y luego declaró: «Yo les digo: ¡Abran los ojos y miren los campos sembrados! Ya la cosecha está madura» (v. 35).

¡Aquí hay un plan más grande! No se distraigan con el alimento físico. No piensen que el alimento físico puede satisfacer el anhelo de su alma. Solo Jesús puede hacerlo. Nuestras almas fueron creadas para desearlo a él y llevar a otras hacia él con amor. Noten que hay muchas personas esperando escuchar el mensaje de su llamado. No se queden estancados en la derrota ni limitados por ella.

La comida puede llenar nuestros estómagos, pero nunca nuestras almas.

Las posesiones pueden llenar nuestras casas, pero nunca nuestros corazones.

El sexo puede llenar nuestras noches, pero nunca nuestra sed de amor.

Los hijos pueden llenar nuestros días, pero nunca nuestras identidades.

Solo al llenarnos de verdadero alimento para el alma, de parte de Jesús, y al seguirlo y hablarles a otros de él, nuestras almas se sentirán satisfechas realmente. Y liberarnos de pensamientos sobre consumo de comida nos permite ver nuestro llamado e ir tras él con más confianza y claridad.

Nuestro compromiso

Yo amo a Dios. Lo he amado desde hace mucho tiempo. Pero le llevó bastante tiempo a Dios captar mi atención en cuanto al problema que tengo con la comida. Una de las vías que usó para atraer mi atención fue mostrarme cosas en la Biblia de las que realmente nunca me había percatado.

A Filipenses se lo llama a menudo el libro del gozo. Sin embargo, no vemos un gozo del tipo acaramelado en algunos de los versículos que muchos de nosotros hemos citado por años. Esa sección de la Escritura comienza bastante fácil:

> Una cosa hago: olvidando lo que queda atrás y esforzándome por alcanzar lo que está delante, sigo avanzando hacia la meta para ganar el premio que Dios ofrece mediante su llamamiento celestial en Cristo Jesús.
>
> Así que, ¡escuchen los perfectos! Todos debemos tener este modo de pensar. Y si en algo piensan de forma diferente, Dios les hará ver esto también. En todo caso, vivamos de acuerdo con lo que ya hemos alcanzado. (Filipenses 3:13–16)

Me encantan esos versículos. ¡Quiero olvidar lo que queda atrás!

¡Quiero proseguir a la meta! ¡Quiero ganar el premio! ¡Quiero ser madura! Así que todas aplaudimos al final de ese mensaje y prometemos esforzarnos por Jesús.

Pero espera un momento. No te vayas del aula todavía. Si miramos un poquito más adelante en este capítulo encontraremos un versículo contundente acerca de la comida:

> Porque por ahí andan muchos, de los cuales os dije muchas veces, y aun ahora lo digo llorando, que son enemigos de la cruz de Cristo; el fin de los cuales será perdición, cuyo dios es el vientre, y cuya gloria es su vergüenza; que sólo piensan en lo terrenal. (Filipenses 3:18–19, RVR1960)

¡Ay! Esas palabras son punzantes, nos pisan los cayos. Palabras que no precisamente nos mueven a ponernos de pie y aplaudir. Pero ahí están y debemos prestarles atención.

Cuando el apóstol Pablo dijo: «cuyo dios es el vientre», quiso decir que la comida puede convertirse en algo tan devastador que gobierne a las personas. Para llevarlo a la práctica, notemos que hay ciertas comidas de las que nos resulta imposible alejarnos; no podemos o no queremos negarnos esa opción poco saludable. Eso constituye un indicio de que a cierto nivel algunas comidas nos dominan. Que otra cosa que no sea Dios nos domine disminuye nuestro compromiso y nos lleva a sentirnos cada vez más lejos de él.

Que alguna otra cosa aparte de Dios nos gobierne es algo que él toma muy en serio. Y así también deberíamos tomarlo nosotros. Yo no quiero vivir como enemiga de la cruz de Cristo. No quiero vivir una vida que se resista al poder de la muerte y resurrección de Cristo solo porque no pueda alejarme de mis deseos dañinos.

Afortunadamente las palabras de Pablo a los filipenses no terminan en el versículo 19.

Hay buenas noticias:

> En cambio, nosotros somos ciudadanos del cielo, de donde anhelamos recibir al Salvador, el Señor Jesucristo. Él transformará nuestro cuerpo miserable para que sea como su cuerpo glorioso, mediante el poder con que somete a sí mismo todas las cosas. (Filipenses 3:20–21)

Ahora puedo volver a aplaudir. Quiero que su poder me ayude a poner todas las cosas, *todas las cosas,* bajo su control. Quiero que mi cuerpo miserable sea transformado. Quiero estar en proceso de llegar a ser cada vez más como Jesús. Eso vuelve a establecer la realidad de que Dios, y no la comida, es el que tiene el control sobre mí. Eso me ayuda a permanecer íntegra en mi compromiso con él.

¿Puede esta travesía de comer más saludable ayudarnos a acercarnos más a Dios?

Sí, ya lo creo. Me mantengo en la respuesta que di en la conferencia aquel día. Y aunque tomar la decisión intencional de negarme a comer aquellos alimentos que son dañinos tal vez no sea el camino más simpático para acercarme más a Dios, es un camino de todas maneras. Un recorrido espiritual emocionante, difícil, práctico y valiente, con grandes beneficios físicos.

7

Los números no me definen

Hace algunos años estaba en una clase de ejercicios físi-cos cuando la chica que estaba a mi lado se inclinó y comenzó a contarme que había pasado el fin de semana con su hermana. Habían estado juntas un buen tiempo y ella regresó preocupada. Parece que su hermana había subido bastante de peso. Yo un poco la escuchaba y un poco intentaba hacer esfuerzos por alzar mis piernas adoloridas y flexionar el estómago, que se quejaba. De repente le presté atención cuando ella dijo bromeando: «Apenas puedo creerlo. Parece que mi hermana ahora pesa 150 libras (68,5 kg)».

Yo no sabía si reírme a carcajadas o guardar mi divertido secreto. El peso escandaloso que horrorizaba a mi compañera de ejercicios era justo el mismo que me había saludado esa mañana en la báscula.

En ese momento la instructora nos mandó a tomar las cuerdas de saltar, lo que terminó repentinamente la conversación. Pero durante el resto de la clase yo no logré borrar la sonrisa de mi rostro. En ese momento tuve una pequeña victoria sobre una cuestión de identidad que me había molestado durante mucho tiempo.

Al igual que muchas otras mujeres, yo había luchado con una percepción equivocada de mí misma. Mi sentido de identidad y valor dependía de cuestiones equivocadas: mis circunstancias, mi peso, que les hubiera gritado a los niños ese día, o lo que otras personas pensaran de mí. Si me parecía que no daba la talla, activaba el modo *retirada* o el modo *reparación*. El modo retirada me hacía alejarme de toda relación por temer el juicio de otros. Construía murallas alrededor de mi corazón para mantener la gente a distancia. El modo reparación me hacía analizar demasiado cada palabra y expresión de los demás, buscando maneras de manipular sus opiniones para que me resultaran más agradables. Ambos modos son locos.

Me sentí muy alegre al descubrir que el comentario de mi compañera de ejercicios no me había afectado. Yo no tenía el peso al que apuntaba como meta, pero sí estaba en el proceso de invertir sabiamente en mi salud y en mi crecimiento espiritual. Con diligencia llenaba mi corazón y mi mente de las verdades de Dios durante mi travesía, y esas verdades de Dios durante mi travesía me protegían. En ese momento yo podía sentir que el Espíritu Santo me llenaba de una seguridad serena. Y me sentí muy bien al poder decirme: «Ciento cincuenta libras no es el punto que quiero alcanzar, pero es mejor que aquel desde donde empecé. Constituye una evidencia tangible de progreso. ¡Y progresar es bueno!».

Recordé vagamente algunos versículos que había marcado en mi Biblia hacía poco. Después los busqué y, aunque

Dios le hablaba allí a un gobernante cuyas luchas probablemente fueran muy diferentes de las mías, las palabras me resultaron asombrosamente reconfortantes. Esto fue lo que escuché a Dios decirme a través de las palabras que él le dijo a Isaías:

> «Marcharé al frente de ti... *Yo sabía que en la clase de ejercicios de esta mañana se haría este comentario*
>
> ...y allanaré las montañas... *y fue por eso que el Espíritu Santo te llevó a recordar precisamente estos versículos, aunque solo fuera de manera vaga, para protegerte de lo que podría haber sido una gran herida en tu corazón.*
>
> «Haré pedazos las puertas de bronce y cortaré los cerrojos de hierro»... *haré pedazos las mentiras que pudieran haberte encarcelado y hecho dudar de tu verdadero valor.*
>
> «Te daré los tesoros de las tinieblas, y las riquezas guardadas en lugares secretos... *en los lugares más insólitos bendeciré tus esfuerzos y premiaré tu perseverancia con pequeños indicios de tu victoria.*
>
> ...para que sepas que yo soy el SEÑOR, el Dios de Israel, que te llama por tu nombre»... *Yo te amo, Lysa. Te amé cuando pesabas casi 200 libras. Te amé con 167. Te amo con 150. Te amo y ningún número de la balanza jamás cambiará eso. No estoy llevándote en este recorrido porque necesite que peses menos, sino porque deseo que seas saludable en todo el sentido de la palabra. Yo conozco tu nombre, Lysa. Descansa*

ahora en la seguridad de mi nombre y en todo lo que eso significa para tu identidad. (Isaías 45:2–3)

¿Te das cuenta por qué es tan importante llenar nuestros corazones y mentes con las palabras de Dios, y de lo vital que resulta hacer de su verdad el cimiento no solo de nuestra identidad sino también de cómo lidiamos con la comida? El Espíritu Santo usa las palabras de Dios guardadas dentro de nosotros para codearnos, recordarnos, redirigirnos, darnos poder y guiarnos a la victoria.

Quisiera poder transmitirte una fórmula más categórica. Algo mejor estructurado y paso por paso, de modo que no dependiera tanto de la decisión de escuchar al Espíritu Santo. Pero hay algo que puedo asegurarte: Dios quiere comunicarse con nosotros. Y, si le dedicas esta travesía a Dios, él promete que el Espíritu Santo estará contigo a cada paso del camino. Eso significa que tendrás acceso a un poder que va más allá de lo que puedes lograr por ti misma.

Entonces, debido a la verdad de Dios, el comentario de una compañera de ejercicios no derrotó a esta chica que ama a Jesús. No me deshice en un mar de lágrimas.

La conversación acerca de la hermana que pesaba 150 libras no me definió de ninguna manera. Simplemente me reí entre dientes y seguí tarareando la canción de la película *El espanta tiburones:* «Me gustan los traseros grandes y no puedo mentir». Esa interacción constituyó una prueba fehaciente de que por fin había tomado el camino de la sanidad.

Hay otro paso que no podemos pasar por alto: nos acercamos más a Dios a medida que aprendemos a parecernos más a él y actuar más como él. La Biblia llama a eso participar de su naturaleza divina. No solo nuestras acciones necesitan reflejar el dominio propio que el Espíritu Santo nos brinda, sino que también nuestro sentido de identidad debe reflejar su presencia en nuestras vidas. Así es como el apóstol Pedro presentó esta verdad:

> Su divino poder, nos ha concedido todas las cosas que necesitamos para vivir como Dios manda. Así Dios nos ha entregado sus preciosas y magníficas promesas para que ustedes, luego de escapar de la corrupción que hay en el mundo debido a los malos deseos, lleguen a tener parte en la naturaleza divina. Precisamente por eso, esfuércense por añadir a su fe, virtud; a su virtud, entendimiento; al entendimiento, dominio propio; al dominio propio, constancia; a la constancia, devoción a Dios; a la devoción a Dios, afecto fraternal; y al afecto fraternal, amor. Porque estas cualidades, si abundan en ustedes, los harán crecer en el conocimiento de nuestro Señor Jesucristo. (2 Pedro 1:3–8)

Este texto es bastante largo, así que resumiremos aquellos principios que en estos versículos se relacionan con nuestras luchas con la comida y la identidad:

- El poder divino de Dios nos ha dado todo lo que necesitamos para experimentar victoria en nuestras luchas.
- Debemos reflejar una naturaleza divina, una identidad segura en Cristo, lo que nos ayudará a escapar de la corrupción del mundo y evitar los malos deseos.

- Es mediante las promesas bíblicas que encontramos el valor para negarnos a los deseos dañinos.
- Llegar a ser saludables no es solo una cuestión de fe, bondad y conocimiento. Tenemos que añadir a esa base la decisión de ejercer el dominio propio y perseverar en él incluso cuando las cosas se pongan realmente difíciles.
- Estas cualidades evitan que nos volvamos ineficaces e improductivos en nuestra búsqueda de comer saludablemente y, lo que es todavía más importante, en nuestra búsqueda de acercarnos a Dios.
- Si decidimos ser cristianas que ofrezcan su voluntad de ejercer el dominio propio y perseverancia, para la gloria de Dios, podemos bajar de peso, ser saludables y caminar confiadas en que es posible salir del ciclo de bajar y volver a subir de peso. Podemos tener la victoria. Podemos subirnos a la balanza y aceptar los números por lo que son, un indicativo de lo que pesan nuestros cuerpos y no un indicio de nuestro valor.

¿Me permites repetir esa última oración? *Soy una chica que ama a Jesús y puede subirse a la báscula y ver los números como un indicativo de cuánto pesa mi cuerpo y no como un indicio de mi valor.*

Hermana, si eres como yo, hay aspectos en los que tus padres, amigos y enemigos te han herido con sus comentarios, deliberada o inadvertidamente. Y a veces esos comentarios retumban en tu corazón y en tu mente y socavan tu valor.

Aquel día en el gimnasio, yo podría haber dejado que las palabras «Apenas puedo creerlo. Debe pesar como 150 libras» retumbaran y causaran un gran daño. En cambio, tomé el comentario y lo expuse a las verdades que el Espíritu Santo me estaba susurrando. Como dijo el apóstol Pedro, se nos ha dado todo lo que necesitamos para la vida y la piedad. El comentario descuidado de mi compañera de gimnasia no transmitía vida ni era piadoso. Por lo tanto, yo no tenía por qué interiorizarlo. Podía dejarlo en el piso del gimnasio y marcharme.

Esa declaración no era para mí. Esa declaración no tenía que ver conmigo. Yo tenía que tomar una decisión. Podría alimentar aquel comentario y dejar que creciera hasta convertirse en algo que triturara mi identidad, o podía verlo como lo que era, un comentario imprudente. Así como yo puedo tomar la decisión de dejar las galletas en la vitrina de la panadería y las papitas en el estante del mercado, podía tomar la decisión de alejarme de ese comentario. De eso habla el apóstol Pablo cuando dice: «Destruimos argumentos y toda altivez que se levanta contra el conocimiento de Dios, y llevamos cautivo todo pensamiento para que se someta a Cristo» (2 Corintios 10:5). Podemos, literalmente, preguntarle a un comentario o a un pensamiento que se nos presenta: «¿Eres real? ¿Eres beneficioso? ¿Eres necesario?». Y si la respuesta es que no, entonces no le abramos las puertas de nuestros corazones.

Me encantan estos versículos. Me encantan estas verdades. Me encanta mi identidad como una chica que ama a Jesús. Y me encanta que los números no me definan.

8

Reconciliarme con la realidad de mi cuerpo

Tengo un recuerdo de la secundaria que me ha perseguido durante años. Había un muchacho por el que yo estaba completamente loca. De cualquier modo, recuerdo que cuando bajaban las luces en los bailes de la escuela, en algún punto entre las canciones «My Sharona» y «Walk Like an Egyptian» inevitablemente llegaba el sonido del dúo de Hall y Oates con «Your Kiss Is on My List» [Tu beso está en mi lista]. Yo tenía una lista y este muchacho era el primero en ella.

El único problema era que mi príncipe tenía una lista también, y yo ni siquiera estaba en ella. Para él, éramos amigos. La combinación de estas cosas era una fórmula para el desengaño.

Entonces llegó un momento que ahora, veinte años después, puedo recordar como si hubiera sucedido el día anterior. El chico de la lista viene y se sienta a mi lado en el baile de la escuela. Yo trato de mostrarme tranquila y de expresar sorpresa al verlo. Como si no me hubiera fijado en él toda la noche, aunque en secreto yo había seguido cada uno de sus movimientos desde el momento en que entró. Conversamos durante unos minutos.

Solo hablamos de cosas simples, pero dentro de mí pasa algo muy diferente. El corazón quiere salírseme del pecho; mi mente comienza a imaginar las páginas de nuestro futuro juntos: nuestro primer baile, nuestro compromiso, nuestra boda. Justo cuando estoy a punto de ponerle nombre a nuestros tres primeros hijos, él suelta una bomba.

Él me dice que cree que soy bastante linda pero que es una lástima que mis tobillos sean tan grandes, de lo contrario podríamos salir alguna vez.

—¿Perdón? ¿Acabas de decirme que tengo unos ojos azules grandes y lindos? Yo sé que *tobillos* y *ojos* no suenan parecido, pero seguro que no dijiste *tobillos,* ¿verdad?

—No —me contesta—, en realidad dije TOBILLOS COMO TANQUES.

De veras… ¡TOBILLOS GORDOS! Yo hubiera podido imaginar que él nunca me invitaría a salir por mi cabello encrespado, mis granitos o mis frenillos…TODO ESO IBA A CAMBIAR CON EL TIEMPO. ¿Pero mis tobillos? Bueno, ellos me acompañarían toda la vida.

Eventualmente superé que me molestara tener esos tobillos cada minuto de cada día. Justo cuando llegué al punto de que apenas fueran un tema de discusión semanal, decidí tener una conversación con Dios acerca de mis tobillos. Le dije que era algo tonto, pero que en realidad necesitaba tener una mejor perspectiva en cuanto a ese asunto de los tobillos gordos.

Creo que en realidad el Señor había estado ansioso por hablar sobre aquello conmigo. Él rápidamente respondió mi pregunta con otra.

Dios: —¿Tú eres torpe, Lysa?

Lysa: —Sí, Señor, soy muy torpe.

Dios: —¿Alguna vez te has torcido un tobillo?

Lysa: —Nunca.

Dios: —¿Te molestaría torcerte el tobillo constantemente y que no te funcionara?

Lysa: —Sí, me molestaría mucho.

Dios: —Lysa, te he equipado de manera perfecta con tobillos fuertes y cómodos. Sé agradecida.

La conversación no fue tan clara y directa. Y no, no escuché audiblemente la voz de Dios retumbando desde el cielo. Pero ese fue el mensaje que recibí mientras sentada y en silencio oraba al respecto. Tal vez podrías intentar pasar un tiempo «a solas» con Dios para saber acerca de cualquier otro asunto equivalente a los tobillos gordos que tú tengas y ver lo que te revela.

No conozco una sola mujer que esté completamente feliz con su cuerpo. No es mi caso. Probablemente el tuyo tampoco. Y no es el de mi amiga Karen que bajó más de cien libras.

Mi amiga Karen es una de mis personas preferidas para hablar acerca de bajar de peso. Karen creció con su madre soltera que la amaba realmente, pero que no siempre podía estar a disposición de su hija como hubiera querido. En muchas ocasiones trataba de llenar el vacío de su ausencia y le decía a Karen que había dejado una caja de sorpresas sobre la mesa mientras salía corriendo para cubrir otro turno de trabajo.

Esas sorpresas se convirtieron en el consuelo de Karen, y a ello acudía cuando se sentía sola, triste o estresada. Ese patrón se convirtió en algo profundamente arraigado en Karen y con el paso de los años, ella terminó en lo que parecía un estado de obesidad imposible.

Debido a una serie de sustos con respecto a su salud, y de chequeos de su realidad, Karen se unió a Weight Watchers (Vigilantes del peso) y bajó cien libras (45 kg). Y durante tres años pudo seguir adelante y no subir de peso.

Entonces su esposo se quedó sin trabajo. Tuvieron que vender su casa. Se sumaron otras causas de estrés y de pronto todo comenzó a salirse de control. De repente sus viejos patrones de consuelo volvieron a parecerle atractivos. Además, no era divertido haber alcanzado el peso adecuado pero tener que seguir cuidándose de lo que comía sin la recompensa de ver descender los números en la báscula. Lo que empezó como darse un gusto, se convirtió después en muchos hábitos antiguos y arraigados. Cinco libras de más se convirtieron en treinta y Karen sintió que las antiguas punzadas de la derrota la tentaban a revertir por completo todo su progreso.

Otra vez llegó el momento de actuar en serio, pero en la segunda ocasión fue difícil. Ella sabía que en esta oportunidad algunas cosas tendrían que ser diferentes, y la principal era que su motivación pasara del deleite de ver que los números descendían en la balanza al deleite de obedecer a Dios.

En uno de los artículos de su blog titulado «Miércoles de pérdida de peso» ella escribió algo que me resulta increíblemente revelador y profundo. Reúne el tema del capítulo anterior acerca de que los números no nos definen con el tema de este capítulo sobre reconciliarnos con nuestros cuerpos. Esto fue lo que Karen escribió:

Yo estaba muy esperanzada cuando me subí a la balanza esta mañana. Llevaba cuenta de lo que comía, hacía ejercicio cinco días por semana en el gimnasio, entre 30 y 45 minutos, y podía abrocharme los pantalones vaqueros mucho más fácilmente de lo que esperaba. Así que saqué la báscula del lugar en el que la tenía guardada (subirme a la báscula más de una vez a la semana me resulta dañino) y ella me dijo que:

Había bajado 1,8 libras (0,800 kg).

¡Una insignificante libra y ocho onzas! ¡¡¡¿Qué?!!! Yo estaba segura de que mostraría por lo menos dos libras, o quizá hasta tres. Me sentí defraudada. Y tuve ganas de correr a la cocina y prepararme uno o dos waffles de esos que vienen congelados, echarles mantequilla de maní y cubrirlos con miel de maple para ahogar en ellos mis penas.

Entonces me detuve y recordé lo que sentí que el Señor me decía esta semana.

Define tu semana por la obediencia y no por los números de la báscula.

Entonces, debía detenerme y hacerme algunas preguntas:

- ¿Había comido demasiado algún día de esta semana? No.
- ¿Me había movido más y cumplido con mis ejercicios de forma regular? Sí.
- ¿Había comido en secreto por enojo o frustración? No.

- ¿En algún momento sentí que había corrido hacia la comida y no hacia Dios? No.
- *Antes* de subirme a la báscula, ¿pensé que había tenido una semana exitosa que le había agradado a Dios? ¡Sí!

Entonces, ¿por qué me siento tan atada a un número tonto?

¿Y por qué casi permito que me mande a la cocina a darme un atracón de 750 calorías?

Amigas queridas, necesitamos definirnos mediante nuestra obediencia y no por un número en la balanza.

¿De acuerdo?

¿Prometido? Bien.

Estamos juntas en esto.

Y *sí* vamos a bajar de peso, ¡aunque sea solo 1,8 libras por vez![3]

Me encantan las preguntas que Karen abordó. ¡Qué buena lista de preguntas para hacérmelas cuando todavía tengo que usar fajas con algunos de mis pantalones de vestir! O cuando mis tobillos me recuerdan que las faldas no son la mejor opción de mi guardarropa.

El cuerpo que Dios me ha dado es bueno. No es perfecto ni nunca lo será. Todavía tengo celulitis. Todavía tengo los tobillos gordos. Y aunque como de manera saludable, no hay garantías. Soy tan susceptible al cáncer o alguna otra enfermedad como cualquiera. Pero mi cuerpo es un regalo. Un buen regalo por el que estoy agradecida. Ser fiel a cuidar este regalo y andar según el plan de Dios renueva mis fuerzas y me permite tener una perspectiva saludable de mi cuerpo. Y sí, como el salmista, puedo hacer esta oración de acción de gracias por el cuerpo que tengo, y hacerla sinceramente.

> Alaba, alma mía, al Señor;
> alabe todo mi ser su santo nombre.
> Alaba, alma mía, al Señor,
> y no olvides ninguno de sus beneficios.
> Él perdona todos tus pecados y sana
> todas tus dolencias;
> él rescata tu vida del sepulcro
> y te cubre de amor y compasión;
> él colma de bienes tu vida
> y te rejuvenece como a las águilas.
>
> (Salmos 103:1–5)

Nos resulta fácil enfocarnos en lo que nos parece que está mal en nuestros cuerpos. Sabía que podía comer saludable y hacer ejercicios por el resto de mi vida y de todos modos mis tobillos seguirían gruesos. Sé que, desde una perspectiva amplia, esta es una preocupación superficial. Pero, si yo permitía que mi cerebro se estacionara en un lugar de insatisfacción con respecto a cualquier parte de mi cuerpo, le daría a Satanás el espacio suficiente para instalarse con su mentira y quitarme la motivación: «Tu cuerpo nunca va a lucir como quieres. ¿Para qué sacrificarte tanto? Tu disciplina es inútil». Es por eso que tengo que buscar la perspectiva del Señor y, como nos recuerda el salmo 103: «no olvidar ninguno de sus beneficios».

Al estudiar este versículo, y decidir descansar en la realidad de que mi cuerpo es un buen regalo, por primera vez en mi vida le di gracias a Dios por hacerme tal y como soy. Puedo pasar junto a aquellas mujeres que aparecen en la televisión o en las revistas, que tienen tobillos delgados y están maquilladas con vaporizador, sin aborrecerme a mí misma. He encontrado lo que es bello en mí. Y me gusta mi belleza. No tengo que comparar mi belleza con la de otras mujeres con un juicio crítico. Como dijera Ralph Waldo Emerson una vez: «Aunque recorramos el mundo entero para encontrar la belleza, debemos llevarla dentro de nosotros o no la encontraremos».[4]

9

¡El ejercicio me produce ganas de llorar!

¿Puedo ser sincera? El ejercicio, especialmente el car-diovascular, siempre ha sido una tremenda batalla para mí. Un par de veces por semana, y sin ningún entusiasmo, yo hacía algún ejercicio físico, y detestaba cada minuto que duraba. La parte más frustrante era que los esfuerzos a medias solo producían resultados mediocres. Con el paso de los años, me alejaba cada vez más de un estilo de vida activo.

Al final me preguntaba si debía o no resignarme a no estar en forma. Me preguntaba: *¿Habré llegado a una edad y etapa de la vida en la que es imposible bajar de peso y estar en forma?* Las muchas libras de más que había en mi cuerpo podían justificarse fácilmente. A fin de cuentas, yo había dado a luz tres hijos incluso parecía haber subido de peso con los dos que adoptamos. Esta era mi etapa de criar hijos, no de levantar pesas. Estaba demasiado activa corriendo de aquí para allá con los niños como para correr a modo de ejercicio. Pero muy dentro de mi corazón, yo no estaba tranquila. La realidad era que no me sentía bien ni física ni emocionalmente. Sentía vergüenza de solo pensar en desvestirme frente a mi esposo. No porque él me juzgara, sino porque yo me juzgaba.

Nada puede destruir más rápido la atmósfera romántica que los pensamientos negativos de una mujer con respecto a ella misma. Muchas mañanas me sorprendía mirándome al espejo del baño y llorando, lamentándome al pensar cuál de mis pantalones podría ocultar mejor mi barriga. Clamé a Dios y reconocí que era algo loco ponerme así por mis pantalones. ¡Qué barbaridad! Quería sobreponerme a ese asunto vano y sentirme cómoda con la persona que era.

La marea de justificaciones reaparecía, pero esta vez, con un giro espiritual: *El mundo nos ha vendido a las mujeres la idea de que para ser buenas tenemos que ser delgadas. Estoy demasiado preocupada por mi crecimiento espiritual como para dejarme distraer por asuntos mezquinos como el peso y el hacer ejercicios. Dios me ama tal como soy.*

Aunque las justificaciones espirituales también sonaban bien, si era sincera conmigo misma, el problema era muy sencillo: falta de dominio propio. Yo podía adornarlo y justificarlo todo lo que quisiera, pero la verdad era que no tenía un problema con el peso, tenía un problema espiritual. Dependía más de la comida para recibir consuelo que de Dios. Y sencillamente era demasiado perezosa como para tomarme un tiempo y hacer ejercicios.

¡Ay! Esa verdad duele.

Así que, hace un par de años, después del Día de las Madres, me levanté por la mañana y salí a correr. Bueno, la palabra *correr* debería usarse en términos muy amplios como para definir lo que yo hice en realidad. Salí y moví mi cuerpo más rápido de lo que lo había hecho en mucho tiempo. ¿Y sabes qué? Lo detesté. Hacer ejercicio solo me daba ganas de llorar.

Me acaloraba y me ponía pegajosa. Me dolían las piernas y los pulmones me ardían. No tenía nada de divertido hasta después que terminaba. ¡Pero la sensación de cosa lograda que experimentaba luego era fantástica! Así que cada día luchaba con las lágrimas y las excusas y hacía el esfuerzo de correr.

Al principio solo podía trotar lentamente desde un buzón a otro, en un barrio en el que las casas están una cerca de la otra, gracias a Dios. Cada día le pedía a Dios que me diera fuerzas para mantenerme haciéndolo por una vez más. Poco a poco empecé a ver cierta evidencia de progreso.

Un día, salí para hacer mi versión de una carrera y un mandato claro de parte de Dios retumbó en mi corazón: *Corre hasta que no puedas dar otro paso. No lo hagas con tu fuerza, sino con la mía. Cada vez que quieras parar, ora por esa amiga que tiene problemas y a la que acabas de desafiar a que no se rinda y sigue tu propio consejo, no pares hasta que yo te diga.*

Hasta ese momento yo tenía como récord el correr tres millas, lo que me parecía bastante estelar. Pero cuando me iba acercando a ese punto en mi carrera, mi corazón traicionó a mi cuerpo y le dijo: *Sigue.*

De ahí en más, tuve que orar para dar cada paso y depender de Dios. Cuánto más me enfocaba en correr hacia Dios, menos pensaba en mi deseo de parar. Y este versículo de Salmos cobró vida:

> «Podrán desfallecer mi cuerpo y mi espíritu, pero Dios fortalece mi corazón; él es mi herencia eterna». (73:26)

Mientras corría ese día me conecté con Dios en un nivel diferente. Experimenté lo que significaba necesitar solo la fe en Dios para llevar adelante algo hasta el final. Muchas veces he dicho ser una mujer de fe, pero rara vez he vivido una vida que requiriera fe. Ese día Dios no me dejó parar hasta correr 8,6 millas.

Escúchenme. Fueron *mis* piernas las que dieron cada paso. Fue *mi* energía la que se usó. Fue *mi* esfuerzo el que me llevó de una milla a tres, a cinco, a siete, a 8,6. Pero fue la *fortaleza de Dios* la que reemplazó mis excusas paso a paso.

Para una chica de las que corren de buzón a buzón, que lloraba cuando pensaba en hacer ejercicio, ese fue un milagro de los tiempos modernos. Rompí la barrera del «no puedo» y expandí los horizontes de mi realidad. ¿Que si fue difícil? Sí. ¿Me sentí tentada a rendirme? Sin lugar a duda. ¿Podría hacer eso con mi propia fuerza? Nunca. Pero eso en realidad no fue una cuestión de correr. Era cuestión de entender que el poder de Dios se encargaba de mi debilidad.

También debo señalar que regresé a mi carrera estándar de tres millas la próxima vez que corrí. Pero lentamente aumenté mis carreras diarias a cuatro millas, y estoy muy feliz con esa distancia. Correr 8,6 millas todos los días no es algo realista para mí.

Pero aquel día fue glorioso. En especial por lo que descubrí cuando llegué a casa.

Ya que había estado pensando en un versículo de Salmos mientras corría, tomé mi Biblia en cuanto llegué a la casa y la abrí en el salmo 86, en honor a mis 8,6 millas.

Esto es parte de lo que leí:

«Instrúyeme, Señor, en tu camino
para conducirme con fidelidad.
Dame integridad de corazón
para temer tu nombre.
Señor mi Dios, con todo el corazón te alabaré,
y por siempre glorificaré tu nombre».
(Salmos 86:11–12)

Un corazón íntegro. De eso se trataba toda esta travesía para tomar dominio sobre mis ansias. Cuando se trata de mi cuerpo, no puedo vivir en medio de un conflicto de lealtades. Puedo ser leal al Señor, honrándolo con mi cuerpo, o puedo ser leal a mis ansias, deseos y excusas diversas para no hacer ejercicio. El apóstol Pablo les enseñó a los corintios esto cuando escribió: «¿Acaso no saben que su cuerpo es templo del Espíritu Santo, quien está en ustedes y al que han recibido de parte de Dios? Ustedes no son sus propios dueños; fueron comprados por un precio. Por tanto, honren con su cuerpo a Dios» (1 Corintios 6:19–20).

En el Antiguo Testamento encontramos la historia más interesante acerca de la seriedad con que se toma Dios que su pueblo cuide el templo que se les ha confiado. Antes de que se nos diera el Espíritu Santo y nuestros cuerpos se convirtieran en templos de la presencia de Dios, él estaba presente entre su pueblo en una casa de adoración llamada templo. El libro de Hageo describe que una de las primeras cosas que el pueblo de Dios hizo cuando regresó del exilio de Babilonia fue reconstruir el templo.

Comenzaron con mucho entusiasmo e intenciones maravillosas, pero poco a poco recayeron en la autocomplacencia y acabaron dejando de trabajar por completo en él. Otras cosas parecían más urgentes, y más atractivo el ocuparse de ellas. Y así Dios respondió:

> Así dice el Señor Todopoderoso: «Este pueblo alega que todavía no es el momento apropiado para ir a reconstruir la casa del Señor».
>
> También vino esta palabra del Señor por medio del profeta Hageo:
>
> «¿Acaso es el momento apropiado
> para que ustedes residan en casas techadas
> mientras que esta casa está en ruinas?»
>
> Así dice ahora el Señor Todopoderoso:
>
> «¡Reflexionen sobre su proceder!
>
> Ustedes siembran mucho, pero cosechan
> poco;
> comen, pero no quedan satisfechos;
> beben, pero no llegan a saciarse;
> se visten, pero no logran abrigarse;
> y al jornalero se le va su salario
> como por saco roto».
>
> Así dice el Señor Todopoderoso:
>
> «¡Reflexionen sobre su proceder!

Vayan ustedes a los montes;
traigan madera y reconstruyan mi casa.
Yo veré su reconstrucción con gusto,
y manifestaré mi gloria», dice el Señor.

(Hageo 1:2–8)

Esto me recuerda lo dividido que puede estar mi corazón cuando se trata de cuidar mi cuerpo, el templo de Dios. Al igual que esta gente, yo podría decir fácilmente: «No es un momento en el que me sea factible cuidar de mi cuerpo. No puedo encontrar el tiempo, entre atender a los niños, asumir mis responsabilidades de trabajo, llevar una casa, pagar las cuentas y seguir con todas las actividades cotidianas».

Pero la fuerte advertencia del Señor es «reflexionen sobre su proceder» y háganse tiempo para «reconstruir su casa», de modo que sea honrado.

El pueblo de Dios descuidó la construcción del templo durante diez años. Cada año se presentaba alguna otra cosa que les parecía más importante. Durante años yo hice lo mismo con el ejercicio. Siempre tenía la prioridad alguna otra cosa.

Sin embargo, para ser en verdad sincera, tendría que reconocer que me hacía tiempo para lo que yo en realidad quería hacer. Siempre encontraba tiempo para ver mi programa de televisión favorito o para conversar con una amiga por teléfono. De la misma manera, resultaba obvio que los judíos que habían regresado de Babilonia también tenían el tiempo para hacer las cosas que ellos realmente querían. A la vez que ignoraban la casa del Señor.

No haber cuidado el templo del Señor tuvo sus consecuencias:

«Por eso, por culpa de ustedes, los cielos retuvieron el rocío y la tierra se negó a dar sus productos» (Hageo 1:10). No digo que Dios hará que nos pasen cosas malas si no nos ejercitamos, pero se producirán consecuencias naturales por no cuidar de nuestros cuerpos. La gente que no cuida de su cuerpo en el debido momento sufre las consecuencias de esas decisiones después. Ya sea que por un mayor peso tengamos menos energía ahora, o que suframos enfermedades del corazón después, nuestras decisiones tienen importancia tanto en lo físico como en lo espiritual.

En el sentido espiritual, cuando no cuido de mi cuerpo, yo me siento mucho más agobiada por el estrés y los problemas. Tengo menos energía para servir a Dios y emociones más complicadas al intentar abrirme camino cuando proceso la vida.

En realidad, ahora agradezco tener un cuerpo y un metabolismo que requieren que yo haga ejercicio. He reflexionado sobre mi proceder y he decidido que cuidar de mi templo es una gran prioridad. Lo he programado. He aprendido a aceptar los beneficios, en lugar de resistirme a las dificultades. Y aunque nunca pensé que llegaría a decir esto, me encanta la sensación de haber alcanzado un logro que me produce correr cada día. Incluso si todo lo demás de mi día se desmoronara, puedo sonreír y decir: «Sí, pero con la ayuda del Señor corrí cuatro millas esta mañana!».

Es asombroso cómo el amor puede motivarnos, especialmente cuando se trata del amor sin reservas de Dios unido con nuestro corazón indiviso, íntegro.

10

¡Esto no es justo!

Tenía ante mí una enorme porción de aquella delicia de pastelería. Era una combinación de tres postres en uno. Una capa de cheesecake, otra de pastel helado, y en el medio pastel de chocolate… ¡todo cubierto por una especie de dulce de leche que parecía incitarme a comerlo!

Me lo sirvieron durante unas vacaciones.

En ese momento yo estaba comenzando mi aventura de negarme al azúcar. En casa me había ido bien, pero había caído en un lugar repleto de productos pasteleros que mi mente no podía ni concebir, y todos a mi alrededor podían comerse una libra de azúcar al día y aun así lucir delgados y en forma.

Yo no quería que mi familia se lo perdiera, así que les dije que por favor lo disfrutaran. «Yo estoy bien», les dije con una sonrisa despreocupada. Pero dentro de mí se producía una reacción muy diferente: *¡No es justo!*

Creo que este es uno de los trucos principales que usa Satanás con nosotras las mujeres para hacernos ceder a la tentación.

Decir «no es justo» ha hecho que muchas mujeres dejaran de lado aquello que sabían que era bueno por experimentar la emoción temporal de cualquier otra cosa a la que consideraran justa. Pero al día siguiente vuelve a salir el sol. Y a medida que cada rayo de luz se torna más brillante, la comprensión de lo que se hizo la noche anterior resulta más clara.

La culpa inunda el cuerpo.

Las preguntas inundan su mente.

La inseguridad destruye la confianza.

Y entonces llega la ira. Ira contra ellas mismas. Ira contra el objeto de su deseo. Ira incluso contra el Dios poderoso que con toda seguridad podía haberlo impedido.

No es justo que otros puedan tener esto, hacer aquello, actuar de ese modo.

No es justo que Dios no nos deje comer del fruto del árbol que está en medio del huerto. Un pedacito no ha de resultar tan malo, ¿cierto? No es justo que no pueda comprar ese nuevo objeto que quiero. Una pequeña deuda no puede ser tan mala, ¿verdad?

No es justo que tenga este cuerpo que requiere que vigile todo lo que como, en tanto que aquella otra mujer come pura basura y sigue usando la talla cuatro. Un pedacito de «cheesecake» no debe ser algo tan malo, ¿no es cierto?

No es justo que no podamos tener relaciones sexuales antes de casarnos cuando estamos tan enamorados. Experimentar una vez no está tan mal, ¿verdad?

Nuestra mente cree la mentira de Satanás sobre que no es justo que se nos nieguen las cosas. Así que comemos del fruto prohibido y dejamos que Satanás escriba la palabra «vergüenza» en nuestro corazón.

Y sea que hablemos de mantener relaciones sexuales prematrimoniales o de hacer trampas con nuestra dieta, una vez que probamos el fruto prohibido, lo deseamos mucho más que antes. Y así le vamos dando a la tentación cada vez más poder. Y si se le da el poder suficiente, la tentación invadirá nuestros pensamientos, cambiará el rumbo de nuestras acciones y exigirá nuestra adoración. A la tentación no le gusta pasar hambre.

Yo no sé qué es lo que te tienta a ti hoy, pero conozco ese círculo vicioso y estoy aquí para darte esperanzas en cuanto a que es posible vencerlo.

Tan solo escribir esta oración me produce escalofríos. Hace unos pocos años yo me preguntaba si eso sería posible para mí.

Como lo mencioné anteriormente, el plan de alimentación que escogí para mí era un plan con cero azúcar, de carbohidratos saludables y proteínas. Lo que no suena tan mal hasta que uno comprende que el azúcar está prácticamente en todo lo que a uno le gusta comer. Panes, pasta, papas, arroz... ¡y eso sin hablar de la pastelería!

Así que, sentada en aquella cena especial, durante mis vacaciones especiales, empecé a sentir lástima de mí misma y estas palabras se colaron en mi cerebro: *¡No es justo!*.

En ese instante me retorcía en mi silla, pensando: *Solo comeré un pedacito... o tal vez dos... me he portado muy bien... hasta hice ejercicio por la mañana... estoy de vacaciones... todo el mundo se da un gusto... ¡cielos, Lysa, ¿qué estas haciendo?!*

El azúcar era como la sirena de las historias mitológicas, que atraían a los barcos a las ensenadas llenas de riscos, donde inevitablemente serían destruidos. La seducción era suave y en apariencia inocente.

Pero en aquel momento de tentación yo entendí que sentir lástima de mí misma era un indicio de que estaba dependiendo de mi propia fuerza.

Tenía que asirme de la fortaleza de Dios y la única manera de hacerlo era invitarlo para que su poder se hiciera cargo de esta situación. En este caso le di al Señor el control de la situación al recitar mentalmente el guion del que hablé en el capítulo anterior: *Fui hecha para más. Fui hecha para más.*

Recordé pasajes de las Escrituras a los que he vinculado con este guion, y que he almacenado en mi corazón. «Soy más que vencedora». «Todo es posible para Dios». «Que la paz de Dios reine en sus corazones». «No nos dejes caer en tentación sino líbranos del mal…».

El problema es que Satanás me golpeó, al dar un giro que me volvió vulnerable y vacilante por un instante. *Pero este es un momento especial, Lysa. Y los momentos especiales merecen una excepción a los parámetros normales. No es justo que tengas que sacrificarte. Mira a tu alrededor. Nadie más se está sacrificando ahora.*

Es precisamente en ese momento que la persona que hace dieta y está de vacaciones, se deja tentar. La chica virgen se acuesta con su pareja luego del baile de graduación. La chica con un plan para reducir sus deudas saca otra vez la tarjeta de crédito. La alcohólica se pierde la reunión de Alcohólicos Anónimos y va a un bar a celebrar el cumpleaños número cuarenta de su amiga. Quizá sepan que fueron hechas para más, pero de alguna manera Satanás disipa esta verdad al hacerles racionalizar: «Los momentos especiales ameritan excepciones especiales y todo lo demás, simplemente no es justo».

Necesito un guion al que acudir en situaciones así. De modo que incliné la cabeza y oré: «Dios, se me acaban las fuerzas. La Biblia dice que tu poder se perfecciona en mi debilidad. Este sería un momento de veras apropiado para que esa verdad se volviera realidad en mí. Ayúdame a ver algo más que no sea esta tentación que se presenta tan grande ante mí que me parece imposible de evadir».

De pronto, un recuerdo cruzó mi mente. En él, yo estaba sentada en la terraza con mi hijo adolescente y su novia, y manteníamos una conversación muy sincera y profundamente dolorosa. Se habían metido en una situación difícil y habían dejado que las cosas llegaran demasiado lejos físicamente. Aunque no habían cruzado todos los límites, habían ido lo suficientemente lejos como para asustarse. Mi consejo fue que pensaran más allá del momento. Que dijeran en voz alta: «En este momento me siento muy bien, pero ¿cómo me sentiré cuando amanezca?».

Eso era. Sentí que las palabras y las expectativas que había colocado sobre mi hijo constituían un desafío para mí, ya que no me había dado cuenta antes de que ese mismo consejo podía resultar igualmente poderoso si se aplicaba al aspecto con el cual yo luchaba. Allí tenía mi próximo guion, al cual podía acudir. Y mientras lo recitaba, el poder de Dios llenó el vació de mi debilidad.

Pronto llegó el momento de levantarnos de la mesa. Empujé mi silla, dejé el postre sin tocar y regresé a la habitación. Nunca en mi vida me sentí con tantas fuerzas. Después busqué ese versículo que señala que la fortaleza de Dios es el complemento perfecto para mi debilidad:

> ...pero él [Jesús] me dijo: «Te basta con mi gracia, pues mi poder se perfecciona en la debilidad.» Por lo tanto, gustosamente haré más bien alarde de mis debilidades, para que permanezca sobre mí el poder de Cristo. Por eso me regocijo en debilidades, insultos, privaciones, persecuciones y dificultades que sufro por Cristo; porque cuando soy débil, entonces soy fuerte. (2 Corintios 12:9–10)

La debilidad no implica derrota. Constituye una oportunidad para experimentar el poder de Dios de primera mano. Si le hubiera dicho que sí a un pedacito aquella primera noche de nuestras vacaciones, se habrían producido más concesiones. Una tras otra es igual al fracaso.

En cambio, el resistir la tentación permitió que sobre mi corazón se edificara una promesa tras otra y eso produce poder. Ese es el poder de Dios que obra a través de mi debilidad. Yo sabía que un día tendría el poder suficiente como para comer dos pedacitos y seguir adelante, pero ese día no había llegado todavía.

Yo no sé con lo que estarás luchando tú hoy, pero puedo asegurarte que Dios es bueno y justo. Existe un buen motivo por el que debemos enfrentar nuestras tentaciones. La lucha por decir que no puede resultar dolorosa en un momento, pero produce algo grandioso dentro de nosotros.

Durante mucho tiempo yo consideré aquella lucha con mi peso como una maldición. Sé que no estoy sola en esto. Pero y si esta batalla con la comida, cuando queda bajo control, ¿nos lleva a una mejor comprensión de Dios? ¿Y si en realidad pudiéramos llegar al punto en que le diéramos gracias a Dios por permitirnos enfrentar esta batalla, y por los tesoros que hemos descubierto en el campo de batalla?

Mi amiga E. Titus resume lo que yo estoy descubriendo:

> Cuando me enredo en pensamientos sobre lo injusto que es que mi amiga sea delgada y no tenga que esforzarse para ello, que ella pueda comer lo que quiera y cuando quiera, y siento que me molesta no poder ser como ella, me recuerdo que Dios no me hizo para ser ella. Consideremos que él sabía, incluso antes de que yo naciera, que fácilmente yo podía permitir que la comida se convirtiera en un ídolo en mi vida y que yo acudiría a la comida y no a él para satisfacer mis necesidades. Y en su gran sabiduría, él creó mi cuerpo de manera que experimentara las consecuencias de semejante elección para que de manera continua yo regresara a sus brazos. Él quiere que yo vaya a él para encontrar satisfacción, salud emocional y consuelo. Si yo pudiera acudir a la comida en busca de eso, sin nunca aumentar un gramo, ¿entonces para qué necesitaría a Dios?

Hay mucha sabiduría en la perspectiva de mi amiga. En lugar de dejar que su cerebro se estanque en un punto en el que ella a cada momento se sienta en lucha con la comida y el peso, ha elegido una perspectiva mucho más saludable.

La realidad es que todos tenemos cosas en nuestras vidas que debemos aprender a rendir, a sacrificar, a las que renunciar, de las que alejarnos.

Piensa en la chica delgada a la que has visto comer lo que quiera. Tal vez ella no luche con su peso, pero créeme, tiene sus propias luchas. Un comentario anónimo en mi blog atestigua de manera significativa esa realidad.

> Yo soy una de esas chicas delgadas; pero no hay que confundir delgada con saludable. Yo lucho contra la depresión y la inanición; lucho con problemas de autoestima a consecuencia de años de abusos verbales. La lista parece interminable. La delgadez es solo una imagen. Pero ser delgada no hace que una persona sea más feliz, fiel o alegre. Las luchas son las mismas (o al menos similares), solo que el paquete tiene un tamaño diferente.

La vida como seguidora de Cristo siempre constituirá un proceso de aprendizaje en cuanto a depender menos de nuestras propias fuerzas y más del poder de Dios. La Biblia nos enseña que «la prueba de su fe produce constancia. Y la constancia debe llevar a feliz término la obra, para que sean perfectos e íntegros, sin que les falte nada» (Santiago 1:3–4).

Queridas hermanas, esta verdad debe constituir el clamor de nuestras almas y no la mentira de Satanás sobre que algo «no es justo». Nuestras papilas gustativas hacen reclamos vacíos en busca de satisfacción, pero solo el perseverar en Dios puede hacernos perfectas e íntegras, sin que nos falte nada.

Sigan adelante, hermanas. Sigan adelante.

11

Un día terrible, espantoso, pésimo y para nada bueno

«Simplemente no tengo lo que se necesita para seguir adelante con esto de comer en forma saludable», dijo Amy completamente exhausta. Su vida estaba fuera de control en todos los aspectos: problemas financieros, un matrimonio estresante, familiares con dificultades, y mucho más. Ya que no podía controlar muchas cosas en su vida, Amy sentía que no podía seguir limitándose en lo que comía. La comida era su droga favorita.

Cuarenta y siete libras después, se sentó en el piso del baño. «¿Qué me estoy haciendo?», lloraba. Se había puesto el mundo sobre los hombros y ahora todo parecía agravarse por el peso que había añadido a su cuerpo.

Mientras se subía a la cama y miraba la foto que había sobre la mesa de noche. Ahí estaba ella, con casi cincuenta libras menos, sonriendo y abrazando a su esposo.

¿Adónde había ido a parar esa chica feliz? ¿Dónde estaba esa pareja feliz? ¿Cuándo había sido la última vez que se habían tocado siquiera? Sintió un nudo en el estómago a causa de la inseguridad al solo pensar que su esposo pudiera verla ahora. Lo único que quería en ese momento era la bolsa de galletas de queso y la otra mitad de la caja de galletas Oreo que había quedado en la alacena.

Mi vida se está desmoronando, mi cuerpo se expande con cada minuto que corre, ¿y en lo único que yo puedo pensar ahora es en galletas de queso y en galletas Oreo? Es un día terrible, espantoso, pésimo, para nada bueno. Ahora mismo sería un buen momento para que la tierra se abriera y me tragara. O para que Jesús regresara. Y hablando de Jesús, yo debo ser una decepción total para él.

Amy sintió que una oscura depresión la cubría como una manta pesada. Una frazada tan lóbrega y oscura que pensó que podía estrangularle la vida.

¿Te ha pasado alguna vez? A mí sí. ¿Acaso no es típico de Satanás hacernos pensar que tenemos algo que nos consuela, que nos llena, que nos satisface, para que luego nos persigan las consecuencias de ese consuelo?

Darle la vuelta a la comida en los momentos difíciles

En el capítulo anterior hablamos de sentirnos tentadas en momentos de celebración. Pero yo creo que vale la pena hablar sobre sentirnos tentadas a comer demasiado, y también a tomar malas decisiones durante tiempos de lucha, en esos momentos en los que no tenemos la fuerza para negarnos los alimentos no saludables. La vida ya nos niega tanto. ¡Cielos, todo lo que uno quiere parece fuera del alcance!... pero aquellas galletas están ahí mismo. Y van a saber bien. Y nadie tiene derecho a decir que no te las puedes comer. Así que, ¡ya está!

Resulta obvio que he pasado por esto una o dos veces... o veintisiete. Pero me encanta lo que dice mi amiga Ruth Graham acerca de rondar por la misma montaña demasiadas veces:

> Podemos hacernos las víctimas y convertirnos en víctimas, o podemos victimizarnos y sobreponernos. A menudo es más fácil hacerse la víctima que quitarse la máscara y pedir ayuda. Nos acomodamos en nuestro estatus de víctimas. Eso se convierte en nuestra identidad y nos resulta difícil renunciar a ella. Los israelitas a menudo asumieron el papel de víctimas y me encanta lo que por fin Dios les dijo: «Dejen ya de andar rondando por estas montañas, y diríjanse al norte» (Deuteronomio 2:3).
>
> ¡Diríjanse al norte! ¡Llegó la hora de seguir adelante! La autocompasión, el temor, el orgullo y el negativismo nos paralizan. Se necesita valor para quitarnos las máscaras, pero si no lo hacemos, seguiremos siendo víctimas y acabaremos atrofiados.[5]

O en este caso, el sobrepeso y la falta de salud aumentan aún más la sensación de ser víctimas de nuestras circunstancias. Entonces, ¿qué hacer cuando no tenemos ni energías, ni fortaleza de ánimo, ni deseos de comer alimentos saludables?

Es importante que abordemos este asunto, porque si hay algo que aprendí en la vida, es que estará salpicada de momentos difíciles. Tenemos que buscar un plan para manejar esos momentos de manera realista y mantener nuestras brújulas enfocadas hacia el norte. Y, como dice Ruth, una parte importante de ir hacia el norte es quitarnos las máscaras y pedir ayuda.

Para mí eso comienza por quitarme la máscara delante del Señor y pedirle que me ayude a encontrar satisfacción en mi relación con él. Quitarme la máscara significa que tengo que reconocer que hay un problema y en verdad no quiero hacerlo. Reconocer que tengo un problema, probablemente implique que deba hacer cambios y los cambios son difíciles. La comida produce una sensación de bienestar tan inmediata y tangible. Es mucho más fácil ingeniárselas para obtener un beneficio a corto plazo, como una galletita, que lograr un corazón pleno y satisfecho con Dios. Puedo ir hasta la tienda y llenarme los brazos de cualquier tipo de galletas que quiera. Pero la idea de «llenarme» de Dios en uno de esos días en que me siento vacía no parece tan tangible ni inmediata.

Sé que debo orar. Pero estoy harta de las oraciones falsas, de plástico, cuando aquellos alimentos no saludables me llaman a gritos desde la alacena y mi determinación se comienza a diluir, necesito tener otra estrategia de oración. Debo encontrar una manera de sentirme llena y satisfecha con el amor de Dios. Y hace algunos años encontré exactamente lo que necesitaba: oraciones en las que no necesito hablar para nada.

Oraciones en las que no hablo en lo absoluto

Había estado pasando por algunos de esos días terribles, espantosos, pésimos, y para nada buenos, y llegué al punto de no saber cómo orar. Tenía el hábito de hacer oraciones en base a las circunstancias, y en ellas enumeraba delante de Dios todos mis problemas y le pedía que por favor los solucionara. Hasta le hacía sugerencias en cuanto a las soluciones, en caso de que mi opinión pudiera ser útil. Pero nada cambiaba excepto el diámetro de mi cintura.

Un día en que estaba enfurruñada, me senté a orar y no me salía ninguna palabra en lo absoluto. Ninguna. Me senté allí, con la mente en blanco. No tenía sugerencias. No tenía soluciones. No tenía nada más que lágrimas silenciosas y mi labio superior embadurnado de chocolate. Por fin Dios se abrió paso hacia mi corazón exhausto. Una idea cruzó con rapidez por mi mente y me tomó por sorpresa: *Yo sé que tú quieres que cambie tus circunstancias, Lysa. Pero ahora mismo quiero enfocarme en cambiarte a ti. Ni siquiera las circunstancias más perfectas te van a satisfacer tanto como dejar que yo cambie tu manera de pensar.*

No necesariamente me gustó lo que escuché, pero al menos sentí que me relacionaba con Dios. Hacía mucho tiempo que no experimentaba eso. Y como quería mantener la conexión, comencé a desarrollar el hábito de sentarme en silencio delante del Señor.

A veces lloraba. A veces me sentaba en una mala actitud. A veces tenía el corazón tan cargado que no estaba segura de que podría aguantar mucho más. Pero mientras me quedaba así, imaginaba que Dios estaba allí sentado conmigo. Él ya estaba ahí, y con el tiempo lo percibí. Experimenté lo que el apóstol Pablo nos enseñó:

«Así mismo, en nuestra debilidad el Espíritu acude a ayudarnos. No sabemos qué pedir, pero el Espíritu mismo intercede por nosotros con gemidos que no pueden expresarse con palabras» (Romanos 8:26).

Al estar allí en silencio, el Espíritu intercedía a mi favor con oraciones perfectas. Yo no tenía que descubrir *qué* orar ni *cómo* hacerlo en esta situación que me parecía agotadora. Solo precisaba sentarme en silencio con el Señor. Y durante esos momentos allí sentada, comencé a discernir los cambios necesarios para hacer frente a mis circunstancias, ninguno de los cuales incluía el usar la comida a manera de consuelo.

Creo que muchas de nosotras tratamos de satisfacernos a través de cosas o de personas. En mi libro *Más que apariencias* hablé sobre cómo anduve durante años con una pequeña taza en forma de corazón en mis manos, extendiéndola hacia otras personas y cosas para tratar de encontrar un sentido de realización. Algunas de nosotras le extendemos a la comida una taza en forma de corazón. O esperamos que las relaciones alivien nuestras inseguridades. En otras situaciones, queremos que nuestros hijos sean exitosos para validarnos como padres. O gastamos más allá de nuestro presupuesto para comprar ropa que nos proporcione un gusto temporal.

Sea lo que fuere, si realmente vamos a dejar de rondar por la montaña y dirigirnos hacia el norte en pos de lograr cambios duraderos, tenemos que erradicar de nosotros la mentira de que otras personas o cosas pueden llenar nuestros corazones al máximo. Entonces debemos llenarnos de la verdad de Dios de una manera deliberada e intencional, y pararnos seguras sobre su amor.

Cuanto más practico esto, menos ando por allí sacando esa pequeña taza en forma de corazón. Tengo que reemplazar en mi mente las mentiras, utilizando algunos de mis versículos favoritos para recordar cuánto me llena el amor de Dios. Estos son algunos ejemplos de cómo lo hago:

Vieja mentira: Necesito esas galletas Oreo. Me llenarán, y saben muy bien.

Nueva verdad: La idea de que esas galletas Oreo me vayan a llenar es una mentira. Solo tendrán buen sabor durante los pocos minutos que me lleve comerlas. Luego, el sentimiento de culpa volverá a aflorar a la superficie tan pronto como se disipe la euforia del chocolate. ¿En este momento quiero comer porque necesito alimentarme o porque me siento vacía emocional o espiritualmente? Si en verdad necesito merendar ahora, puedo escoger una opción más saludable.

Versículo favorito: «Y pido que, arraigados y cimentados en amor, puedan comprender, junto con todos los santos, cuán ancho y largo, alto y profundo es el amor de Cristo; en fin, que conozcan ese amor que sobrepasa nuestro conocimiento, para que sean llenos de la plenitud de Dios» (Efesios 3:17–19).

Vieja mentira: Soy un enorme fracaso en esto de comer saludable. ¿Por qué sacrificar la gratificación inmediata ahora que sé que al final regresaré a mis viejos hábitos de todos modos?

Nueva verdad: No soy un fracaso. Soy una hija de Dios tremendamente amada. Parte de mi derecho como hija de Dios es funcionar con un poder que va más allá de mí misma. El Espíritu Santo es el regalo que Dios me ha dado para que pueda usar el dominio propio que se me ha concedido.

Versículo favorito: «¡Fíjense qué gran amor nos ha dado el Padre, que se nos llame hijos de Dios! ¡Y lo somos!» (1 Juan 3:1).

Vieja mentira: Dios parece estar muy lejos y las papas fritas están justo a la vuelta de la esquina.

Nueva verdad: Las papas fritas no me quieren. Y lo único duradero que puedo obtener de ellas es el colesterol y la celulitis que inevitablemente dejan tras sí, lo que solo agravará mi frustración. El amor de Dios está aquí en este momento. Su amor es verdadero y solo deja en nosotros vestigios positivos.

Versículo favorito: «Pero el amor del SEÑOR es eterno y siempre está con los que le temen» (Salmos 103:17).

Esto es solo un comienzo que nos servirá para reemplazar las mentiras y las racionalizaciones con las verdades del amor de Dios. Te animo a que escribas algunas de las viejas mentiras y de las nuevas verdades por tu cuenta. El proceso de arrancar las viejas mentiras es difícil y puede producir sensaciones dolorosas. Por eso resulta tan crucial contar con verdades que puedan reemplazarlas.

Espero que todas emprendamos este recorrido para reemplazar mentiras, abrazar la verdad y aprender que la comida nunca tuvo la intención de satisfacer los espacios más profundos de nuestro corazón, que solo están reservados para Dios. Ni en los días buenos. Ni en los días malos. Ni siquiera en los días terribles, espantosos, pésimos, y para nada buenos. Jesús dice: «Mira que delante de ti he dejado abierta una puerta que nadie puede cerrar» (Apocalipsis 3:8). Que pasemos por esa puerta, rumbo al norte, y nunca miremos atrás.

12

La maldición de los pantalones vaqueros ajustados

Una vez que llegué al peso deseado, pensé que nunca más tendría aquellos días descompaginados. ¡Qué equivocada estaba!

Debió haber sido una semana de regocijo total. Había llegado a una meta importante en mi recorrido de comer en forma saludable, había alcanzado resultados. Los pantalones vaqueros ajustados me quedaban. No solo pude ponérmelos y abrocharlos, ¡hasta podía respirar! Oh, sí, señora, podía respirar, moverme e incluso sentarme sin temor a que las costuras se abrieran.

¿Alguna vez has experimentado este tipo de locura? Como hace la mayoría de las mujeres, yo había guardado esos pantalones vaqueros en mi clóset. Todos los demás pantalones de otra talla que hacía mucho tiempo que no usaba terminaron en una bolsa y donados a una organización de beneficencia. Pero estos pantalones en particular quedaron como el símbolo de una promesa que me había hecho de bajar otra vez de peso.

De vez en cuando sacaba los pantalones, cruzaba todos los dedos posibles (de pies y manos), e intentaba desafiar las dificultades al ponérmelos. Tiraba con fuerza y me acostaba en el suelo para tratar de estirar el *jean* que debía haberse encogido en la secadora. Mi cabeza sabía que no era un problema de lavado, pero mi corazón no lo quería reconocer. Al negarme a hacer cambios en mis hábitos alimenticios, la posibilidad de que alguna vez volviera a ponerme esos pantalones no era más que un deseo.

Hasta ahora.

Cuando me puse los pantalones y los abroché con facilidad, no pude evitar sonreír. Bailé en mi habitación con las manos en el aire.

¡Victoria, victoria, victoria! Me parecía que podía enfrentar al mundo. Hasta que, solo unas horas después, mi mundo me hizo llorar.

Un correo electrónico hiriente. Una actitud irrespetuosa de parte de uno de mis hijos. Una cita a la que falté. Una casa desarreglada. Una situación estresante en el trabajo. Una cuenta que no esperaba. Una cena que mi familia prácticamente dejó sin tocar.

Me mostré irascible con mi familia, molesta con la persona que mandó el correo electrónico, con los nervios de punta por el desorden y el estrés, frustrada por la cuenta, y enojada porque a nadie le gustó mi cena.

¿Cómo podía sentirme así? ¡Tenía puestos mis vaqueros ajustados, por todos los cielos! Y yo siempre había pensado: Si tan solo pudiera ponerme esos pantalones vaqueros, todo mi mundo sería perfecto y siempre estaría sonriendo. Sin embargo, solo unas horas después, allí estaba yo, presa de los mismos desórdenes de siempre. Esa es la maldición de los pantalones vaqueros ajustados. Mi felicidad no se relaciona con el tamaño de mi cuerpo. Si me faltaba la felicidad siendo más gruesa, me seguiría faltando cuando fuera más delgada.

Relacionar la felicidad con cosas equivocadas

Relacionar la felicidad con las cosas equivocadas fue lo que, en parte, provocó que subiera de peso en primer lugar. Había muchísimas experiencias de las que yo disfrutaba principalmente porque se relacionaban con la comida. El cine estaba ligado a las palomitas de maíz. Una fiesta de cumpleaños estaba ligada al pastel. Un juego de béisbol estaba relacionado con los perros calientes. Una reunión por la mañana guardaba relación con un café *gourmet*. Ver televisión se relacionaba con las papitas. Un paseo en el verano iba junto con un helado. Un paseo en invierno iba con un chocolate caliente.

Ligar la felicidad con la comida, los pantalones vaqueros ajustados o alguna otra cosa me condicionaba al fracaso. Sin hablar de que una vez que logro ponerme esos pantalones el temor de volver a subir de peso arruina mi euforia. Tengo que aprender a vincular mi felicidad con la única estabilidad eterna que existe y quedarme allí. Cuántas oraciones he hecho una y otra vez para que Dios me ayudara, me estabilizara, y relacionara mi felicidad solo con él. Eso se llama aprender a permanecer. Isaías 55:8–12 ilustra de una manera bella y exacta lo que quiero decir:

> Porque mis pensamientos no son los de
> ustedes,
> ni sus caminos son los míos
> —afirma el SEÑOR—.
> Mis caminos y mis pensamientos son más
> altos que los de ustedes;
> ¡más altos que los cielos sobre la tierra!
> Así como la lluvia y la nieve descienden del
> cielo,
> y no vuelven allá sin regar antes la tierra
> y hacerla fecundar y germinar
> para que dé semilla al que siembra y pan al
> que come,
> así es también la palabra que sale de mi boca:
> No volverá a mí vacía,
> sino que hará lo que yo deseo
> y cumplirá con mis propósitos.
> Ustedes saldrán con alegría
> y serán guiados en paz.

¿Captaron lo gratificantes que son las palabras de Dios? Se comparan con el agua que hace que la tierra fecunde y germine. Por eso resulta tan importante aplicar las palabras de Jesús en Juan 15 si vamos a tener gozo duradero.

Así lo describió Jesús:

> Así como el Padre me ha amado a mí, también yo los he amado a ustedes. Permanezcan en mi amor. Si obedecen mis mandamientos, permanecerán en mi amor, así como yo he obedecido los

> mandamientos de mi Padre y permanezco en su amor. Les he dicho esto para que tengan mi alegría y así su alegría sea completa. Y este es mi mandamiento: que se amen los unos a los otros, como yo los he amado. (Juan 15:9–12)

Reconozco que he leído estos versículos muchas veces moviendo la cabeza y diciendo: «Sí, sí, esto es muy bonito». Pero hace poco algo nuevo saltó a mi vista. Se nos enseña a permanecer en el amor de Dios para que no relacionemos nuestra felicidad con ninguna otra cosa que no sea Dios. Para que nuestro gozo sea completo.

Completo. Que no te falta nada. Llenas de gozo hasta el tope. Completo. Satisfechas con una plenitud que no podemos obtener de ninguna otra manera. ¿Te imaginas lo hermoso que debe ser vivir como una persona completa?

Las personas incompletas son difíciles, exigentes, y siempre en la búsqueda de lo que sigue, creyendo que les llenará. La gente incompleta piensa que ponerse los pantalones vaqueros ajustados arreglará todo lo que esté mal y suplirá todas sus inseguridades. La gente incompleta descubre rápidamente que los pantalones ajustados no arreglan nada en sus vidas, excepto el número en la etiqueta.

Las personas incompletas se mueren porque otros vean el progreso en su dieta, pero enseguida descubren que los elogios no garantizan una relación ni la intimidad. No caen mejor, ni son mejor aceptadas, ni las reciben mejor.

La mala noticia es que todos somos personas incompletas. Lo bueno es que Jesús ama a la gente incompleta. Y él quiere que sepamos que nuestro gozo puede ser completo al sentirnos lo suficientemente seguros de su amor como para acercarnos a otras personas incompletas y amarlas.

Actos de bondad en la tarde

Reconozco que amar a las personas incompletas no parece el camino lógico hacia la felicidad. Y no parece un tema lógico para tratar en un libro acerca de llegar a ser saludables. Pero sigan leyendo, puede que se sorprendan.

Precisamente el otro día estaba pensando en algunos de esos correos electrónicos de los que hablé antes y llegué a la conclusión de que la gente incompleta es como un disparador que me provoca a comer. Son personas complicadas, sensibles y desagradables en sus reacciones. Tienen el potencial de agotar mi determinación y volverme gruñona.

Lo último que deseo hacer cuando una persona se muestra como absolutamente incompleta es amarla. Quiero tomar una bolsa de Cheetos y racionalizar si me corresponde darme un gusto en ese momento. Entonces quiero sentarme en el sofá y decirle al aire que me rodea cuánto me gustan los Cheetos y lo mal que me cae la gente incompleta. Pero ¿y si tuviera el valor suficiente como para actuar y reaccionar como una persona completa, como una muchacha que ama a Jesús y en quien él se regocija, alguien a la que él sostiene y dirige? ¿Qué pasaría si en lugar de tomar en cuenta la ofensa de esa persona incompleta, pudiera ver la herida que de seguro se esconde tras esa reacción desagradable?

Me detengo. No busco la bolsa de Cheetos. No reacciono ásperamente como resultado de lo incompleta que soy.

No me regodeo en mis pensamientos acerca de lo injusta y cruel que es esa otra persona.

Y en cambio decido amar.

En silencio saco un pedazo de papel y respondo con palabras de gracia. O elaboro un correo electrónico con un mensaje de compasión. O mejor aún, ¿si hiciera eso todas las tardes, incluso cuando no tengo un encontronazo con una persona incompleta sencillamente porque tengo deseos de comer algo que no debo? He probado esto últimamente y me encanta. Los actos de bondad por las tardes son otro resultado inesperado de permitir que Jesús dirija mi búsqueda de comer saludable.

Cada día le pregunto a Jesús si hay alguien en mi vida que necesita palabras de ánimo, y él siempre pone a alguien en mi corazón. Entonces, en lugar de llenar mis tardes con pensamientos de frustración hacia otros o con pensamientos tentadores sobre la comida, las lleno con los pensamientos de amor que Dios tiene por los demás. Y eso es algo maravilloso, independiente de que lleve puestos mis pantalones vaqueros ajustados o no.

Al fin de cuentas, la meta final de este recorrido no tiene que ver con convertirnos en una persona que use una talla más pequeña, sino con hacernos desear a Jesús y sus verdades como lo que mejor puede llenar nuestro corazón. Debemos permanecer dentro de esta perspectiva saludable. Dejar que sus pensamientos sean nuestros pensamientos. Permanecer. Dejar que sus caminos sean nuestros caminos. Permanecer. Dejar que sus verdades penetren las profundidades de nuestros corazones y produzcan cosas buenas en nuestras vidas. Permanecer. Abordar este mundo lleno de gente incompleta como nosotros con el gozo de Jesús. Permanecer. Ver nuestros pantalones vaqueros ajustados como una recompensa divertida, nada más. Permanecer. Y ser guiadas en paz porque hemos mantenido la alegría ligada solo a Jesús. Permanecer.

13

Los excesos

No sabía bien qué pensar cuando mi pastor subió al podio con una botella de vino y empezó a servirlo en una copa.

Una botella de vino en el centro del escenario de una iglesia conservadora no es algo que se suela ver. Jamás. Tomamos jugo de uva para la comunión.

Entonces nos pidió que nos pusiéramos de pie para leer la Palabra de Dios, en el pasaje de Juan 2 donde Jesús convierte el agua en vino. La idea del sermón era aclarar algunos tabúes culturales acerca de tomar vino, para que pudiéramos descubrir lo que la Biblia dice realmente.

Por supuesto, mi pastor manejó esta enseñanza con mucho cuidado. Los menores de edad y los que tienen problemas con el alcohol y no pueden tomarse una copa de vino sin ser irresponsables deben evitarlo por completo. Además, habló de no ser una piedra de tropiezo para los que tienen problemas con el alcohol. Tomarse o no una copa de vino con la cena no constituía la parte central del sermón; el punto era conocer lo que decía la Biblia en relación con aquellos asuntos que enfrentamos cotidianamente para poder aplicar esas Escrituras a nuestras vidas de manera adecuada.

Entonces dio un giro y desvió la atención hacia la comida.

Ahora sí que se trataba de un día histórico en la iglesia. Ver vino en el templo ya había resultado bastante sorpresivo, pero nunca había escuchado a un predicador hablar en la iglesia de la glotonería. Y lo que dijo fue brillante. ¿Cómo podemos apuntar un dedo condenatorio hacia el alcohol y luego llegar al buffet de la iglesia y darnos un atracón de platillos deliciosos, algunos fritos, otros apanados, todos llenos de calorías, y en porciones que hacen que se doblen nuestros platos de cartón, y hacen que nuestros estómagos pidan a gritos un antiácido?

Los excesos son excesos.

Comer en exceso es un pecado. La Biblia lo llama glotonería. La enseñanza bíblica sobre comer y beber en exceso es clara. «No te juntes con los que beben mucho vino, ni con los que se hartan de carne, pues borrachos y glotones, por su indolencia, acaban harapientos y en la pobreza» (Proverbios 23:20–21). Otro ejemplo:

«El que guarda la ley es hijo prudente; mas el que es compañero de glotones avergüenza a su padre». (Proverbios 28:7, RVR1960)

Imagino que a estas alturas te estarás preguntando si realmente necesitamos tratar el tema de la glotonería. No es exactamente un tema divertido. Pero tenemos que tratarlo y déjame decirte el porqué.

En la superficie parecería que de lo único que estamos hablando es de la comida y de las cantidades que consumimos. En realidad, en la raíz de la glotonería yace un problema mucho más grave. Atiborrarnos de comida o de bebida hasta emborracharnos, o quedar envueltas en los afectos de una relación adúltera son todos intentos desesperados de acallar los gritos de un alma hambrienta.

Un alma que anhela ser llenada

Un alma hambrienta es como la aspiradora que mi madre usaba cuando yo era niña. Tenía un tubo de metal largo que aspiraba vorazmente todo, cualquier cosa que tuviera delante. Absorbía pelusas y polvo con la misma fuerza con la que se tragaba un billete de diez dólares. Lo sé por experiencia.

Nuestras almas tienen la misma intensidad voraz. Así fue como Dios nos creó, con el deseo de ser llenadas. Es un deseo que Dios nos infundió para atraernos a una intimidad más profunda con él. El salmista expresa este deseo como una sed intensa: «Cual ciervo jadeante en busca del agua, así te busca, oh Dios, todo mi ser. Tengo sed de Dios, del Dios de la vida. ¿Cuándo podré presentarme ante Dios?» (Salmos 42:1–2). Si no descubrimos cómo llenar nuestras almas con el alimento espiritual, siempre nos sentiremos tentadas a anestesiar nuestros anhelos con otros placeres físicos temporales. Cuando esos placeres tienen que ver con la comida, la conducta resultante es aquella que a menudo se le denomina «comer por ansiedad». Pero este asunto va mucho más allá de las emociones, realmente se trata de una carencia espiritual.

Parece irónico que incluso mientras escribo estas palabras esté luchando contra lo mismo. Hay una situación en mi vida que se ha abierto camino hasta los lugares más vulnerables de mi corazón. Y cuando mi corazón se siente vulnerable, mi determinación se vulnera también.

Hablaremos más acerca del vacío emocional en el siguiente capítulo. Por ahora, enfoquémonos en los detonantes que surgen en los días difíciles, cuando una parte de mí dice: «Te mereces un premio, Lysa. Un día en el que puedes comer lo que quieras y cuanto quieras». Me he dado cuenta de que cuando ciertas emociones difíciles provocan mi deseo de darme un gusto, realmente no se trata de un deseo de darme el gusto, sino de un intento velado de automedicación. Y automedicarme con comida, aunque sea solo por una vez, vuelve a lanzarme a ese círculo vicioso que yo debo evitar.

También es importante señalar que no toda glotonería es causada por respuestas emocionales. A veces incurrimos en excesos porque nos falta autocontrol para decir que ya es suficiente. Y me duele ver con qué frecuencia las personas en la iglesia no están dispuestas a escuchar cuando se trata de este tema.

Entonces ¿qué debemos hacer?

Hace algunos años, las palabras *control de las porciones* cobraron un nuevo significado para mí mientras estudiaba el libro de Éxodo y observaba la curiosa reacción emocional del pueblo de Dios cuando Moisés los sacó de la esclavitud en Egipto. Acababan de ver a Dios hacer milagro tras milagro para ayudarlos a huir de sus captores, pero entraron en pánico cuando se trató de la comida.

> Allí, en el desierto, toda la comunidad murmuró contra Moisés y Aarón:
>
> —¡Cómo quisiéramos que el SEÑOR nos hubiera quitado la vida en Egipto! —les decían los israelitas—. Allá nos sentábamos en torno a las ollas de carne y comíamos pan hasta saciarnos. ¡Ustedes nos han traído a este desierto para matar de hambre a toda la comunidad!
>
> Entonces el SEÑOR le dijo a Moisés: «Voy a hacer que les llueva pan del cielo. El pueblo deberá salir todos los días a recoger su ración diaria. Voy a ponerlos a prueba, para ver si cumplen o no mis instrucciones». (Éxodo 16:2–4)

Es decir que Dios planeaba usar el problema de los israelitas con la comida para enseñarles la valiosa lección de la dependencia cotidiana de él.

Cada día los israelitas tenían que pedirle a Dios su porción de alimentos. Entonces Dios hacía llover exactamente lo que necesitaban para alimentarse. Se llamaba *maná*, que me imagino que se parecería un poco a las hojuelas pequeñas y dulces de puré de papa instantáneo. Los israelitas tenían que salir cada mañana a recoger solo el maná suficiente para ese día.

Nunca debían recoger de más ni construir grandes depósitos para almacenar el maná. No, Dios quería que ellos solo tomaran su ración para el día. Al día siguiente regresarían a él y nuevamente recibirían su porción cotidiana. La única excepción era el día antes del sábado en que podían recoger una porción doble para no tener que trabajar en el día santo.

Sería bueno aplicar este mismo proceso a nuestras luchas. Cada día Dios puede ser la porción perfecta de todo lo que necesitamos, de lo que satisfaga cada anhelo que tenemos, cada deseo desesperado por el que claman nuestras almas. Dios será nuestra porción. Con eso en mente, regresemos a algunas de las luchas emocionales que a menudo pueden provocar en nosotros una reacción de glotonería.

Una relación termina. En lugar de buscar una porción de helado, le pido a Dios que sea mi porción diaria de compañía y sanación durante ese día. «Dios, detesto este rechazo y este dolor. A veces siento que la soledad va a tragarme viva. No puedo lidiar con esto yo sola. Sé mi porción». Aquel gran negocio se cae. En lugar de pedir para el almuerzo un plato de pasta nadando en salsa, oro: «Señor, necesito consuelo ahora mismo, y esas pastas con salsa parecen un gran consuelo. Cuando me siento fracasada me dan ganas de decir: "¡Qué importa!", y de comer cualquier cosa. ¿Serías mi porción de consuelo, fortaleza y éxito en este momento?».

Mis hijos me están volviendo loca. En lugar de devorar tres pedazos de pastel de chocolate, oro: «Señor, deseo tanto ser una madre paciente. No sé si podré serlo durante el resto de mi vida. Pero con tu porción de fortaleza puedo depender de ti en este momento y no tratar de usar la comida como medicación para mis deficiencias».

Ante cualquier situación, sigo pidiéndole a Dios una y otra vez que él sea mi porción diaria. Y un día encontraré la victoria sobre esas cosas, en lugar de solo mirar al pasado y ver un montón de lágrimas y migajas de pastel. Aquí tenemos una promesa bíblica en la que podemos apoyarnos:

> Por la misericordia de Jehová no hemos sido consumidos, porque nunca decayeron sus misericordias. Nuevas son cada mañana; grande es tu fidelidad. Mi *porción* es Jehová, dijo mi alma; por tanto, en él esperaré. (Lamentaciones 3:22–24, RVR1960, énfasis añadido)

Llegar a entender la verdad de que Dios es nuestra porción tiene el potencial de transformar algo más que nuestros hábitos alimenticios; puede transformar nuestras reacciones en cada aspecto de nuestras vidas. Practicar un control de las porciones por parte de Dios fue algo crucial para el desarrollo espiritual de los israelitas y es crucial también para nuestro desarrollo espiritual. Dios habla sin rodeos en lo referido a sus expectativas y promesas:

> No tendrás ningún dios extranjero, ni te inclinarás ante ningún dios extraño. Yo soy el SEÑOR tu Dios, que te sacó de la tierra de Egipto. Abre bien la boca, y te la llenaré. (Salmos 81:9–10)

Ya sea que hablemos de la comida, del vino, del sexo, de las compras o de cualquier otra cosa con la que tratemos de llenarnos, nada en este mundo puede satisfacernos jamás como la porción de Dios. Ninguna otra cosa puede satisfacer verdaderamente. Ninguna otra cosa resulta infalible y absoluta. Y no digo esto con una sonrisita, esperando que funcione. Lo grito desde las profundidades de mi alma, porque sé que funciona, «¡Él apaga la sed del sediento, y sacia con lo mejor al hambriento!» (Salmos 107:9).

14

Vacío emocional

Una libra (0,454 kg) de grasa equivale a 3.500 calorías, lo que hace que subir o bajar de peso sea una ecuación matemática bastante clara. Para bajar de peso necesitamos quemar más calorías de las que consumimos, de modo que la grasa que tenemos almacenada se queme como combustible.

Aunque este principio se cumple tanto en mí como en cualquier otra persona, hay en mí cosas que hacen que la idea de bajar de peso sea algo más complicada. Detrás de toda esa operación matemática se mueve una fuerza menos mensurable que actúa dentro de mí. Esta adquiere la forma de un vacío o carencia. Cuando recorro la cronología de mi vida puedo recordar ocasiones en las que el vacío espiritual y emocional me hacía sentir muy vulnerable. La silueta que dibujaba mi carencia era con la ausencia de un padre biológico. Era como si alguien hubiese tomado una foto de mi familia y hubiera recortado la silueta de mi padre con la precisión de un rayo láser, sacándolo de nuestras vidas.

Ahí estábamos, mi mamá, mi hermana y yo, con un hueco que iba más allá de una mera fotografía recortada. No quedaba nada de él. De su rostro que debió haber mirado a sus hijas con adoración. De sus brazos que deberían haber trabajado para proveer para nosotros. De sus pies en los que debió permitir que me parara mientras él bailaba conmigo en la sala de estar. De su mente que debió habernos explicado con sabiduría por qué se mueren los hámsters, que son nuestras mascotas, y por qué a veces los muchachos les destrozan el corazón a las chicas.

Se llevó con él mucho más de lo que podría haberme imaginado jamás. Aquellas pocas maletas y cajas no solo llevaban calzoncillos, corbatas, trofeos viejos y libros empolvados. En algún lugar entre su colonia Old Spice y sus carpetas de oficina estaban los pedazos rotos del corazón de una niña.

No soy afecta a señalar las heridas de mi niñez y decir: «Todos mis problemas se relacionan con lo que otras personas me hicieron». En algún punto llegué a entender que todo el mundo tiene heridas a causa de su pasado. Y todo el mundo tiene la opción de permitir que esas heridas pasadas sigan persiguiéndolos y dañándolos, o dejar que el perdón allane el camino para poder ser más compasivos con los demás. Pero la realidad del abandono de mi padre creó algunos hábitos dañinos que se instalaron en mi vida. El vacío tiene su manera de exigir que se le llene. Y cuando no podía encontrar la forma de satisfacer aquella falta que percibía en el corazón, mi estómago estaba más que dispuesto a ofrecer algunas sugerencias. La comida se convirtió en un consuelo que podía abrir y cerrar como una llave de agua. Era fácil. Estaba a mi alcance. Y de alguna manera, cada vez que mi corazón se sentía un poquito vacío, mi estómago captaba la señal y sugería que lo mejor era alimentarlo.

Cuando decidí comer de manera saludable, empecé por hacer una oración muy sencilla: «Inquiétame». Durante el proceso de ser inquietada tomé conciencia de que el vacío emocional me incitaba a comer. Gran parte de este vacío emocional se remontaba al momento en que a aquella niñita, al regresar de la escuela, se le dijo:

«Tu papá se ha ido». Eso fue algo tan inmenso, tan devastador para mí, que hizo que la mente se me llenara solo de recuerdos negativos acerca de mi papá. Según yo pensaba, él nunca me amó.

¿Y sabes una cosa? Tal vez haya sido así. Pero centrar mi mente solo en aquellos pensamientos negativos acerca de mi papá produjo una tremenda tristeza en mi corazón. Al pensar en lo que nunca fue.

A veces me podía sacudir la tristeza con un suspiro y proclamando quién soy en Cristo. Pero en otras ocasiones me causaba enojo. Y me ponía a la defensiva. Y me daba hambre. Y me hacía sentir profundamente insatisfecha.

Sinceramente, nunca pensé que fuera posible ninguna otra cosa con mi papá que no fuera tristeza. Había tratado de llegar a él con algunas llamadas telefónicas y cartas a través de los años, pero nunca se produjo una restauración milagrosa. No hubo un final hermoso en el que de pronto él tocara a mi puerta y me dijera: «Lo siento». Ninguna nota que, luego de años de andar perdida por ahí, por fin llegara a mí diciendo: «Siempre te he amado».

Solo una herida sin restaurar y la molesta sensación de que su ausencia en parte se debía a que yo no era lo que él hubiera deseado que fuera.

Se trata de un peso grande para una niña pequeña. Es un peso grande incluso para nosotras, chicas ya adultas.

Pero entonces, un día Dios me sorprendió de una manera muy inusual. Había estado orando para que Dios me inquietara y me hiciera tomar conciencia de todas aquellas cosas a las que yo me había resignado por considerarlas imposibles de cambiar. Y aunque mi papá siguió sin hacer esfuerzos por relacionarse conmigo, un dulce recuerdo de él cambió mi oscura perspectiva.

Hace algunos inviernos mi familia y yo fuimos a Vermont, y allí me desperté una mañana para contemplar lo que una tormenta de nieve nos había traído durante la noche. Nunca había visto tanta nieve en mi vida, pero lo que realmente llamó mi atención fueron los carámbanos de hielo que colgaban del borde del techo. Eran gloriosos.

Mientras los contemplaba, un recuerdo sobre mi papá cruzó mi mente.

Yo crecí en Florida, lo que implica que nunca había nieve, pero recuerdo que oraba para que hubiera nieve. Y oraba como un predicador en una reunión de avivamiento de las que se celebraban en una carpa.

Una noche, la temperatura bajó de manera sorprendente, el meteorólogo dijo que habría una helada, algo raro en nuestra zona. Lo lamentable fue que no se produjeron precipitaciones. Era la única noche en la que la nieve hubiera sido posible.

Aquello rompió mi corazoncito.

Pero a la mañana siguiente me desperté en medio de un paisaje increíble. Había carámbanos por todas partes. En los árboles de nuestro patio se veían carámbanos gloriosos que brillaban, goteaban, colgaban y reflejaban la luz.

Era mágico.

La nuestra era la única casa de la cuadra con semejante despliegue grandioso del invierno. Porque yo era la única niña cuyo papá pensó en dejar deliberadamente los regadores funcionando en la única noche en que se produciría una helada.

No sé en qué lugar había estado escondido este recuerdo, pero fue un regalo. En algún recoveco misterioso y profundo del corazón deshecho de mi papá, había un asomo de amor.

Y aunque sin duda esto no resuelve todas las complicaciones derivadas de que mi papá me hubiera abandonado, me provee un elemento saludable en que pensar en lo que a él respecta. Es uno de esos buenos pensamientos que la Biblia enseña que debemos evocar: «Consideren bien todo lo verdadero, todo lo respetable, todo lo justo, todo lo puro, todo lo amable, todo lo digno de admiración, en fin, todo lo que sea excelente o merezca elogio» (Filipenses 4:8). Me gusta llamar a esto: «estacionar mi mente en un lugar mejor».

Es muy fácil estacionar la mente en lugares inadecuados.

Es allí donde uno comienza a sentir autoconmiseración y ya sabemos que esa especie de fiesta de lástima de uno mismo exige una abundancia de delicias ricas en calorías. Pero dedicarse a la autoconmiseración es una manera cruel de entretenerse, porque luego aparece un vacío más profundo que el inicial.

Y en esas circunstancias yo me quedaba sentada, con la mente atormentada por la culpa, el estómago hinchado, el corazón vacío y el alma llena de ira porque mi papá seguía hiriéndome incluso después de todos esos años.

Pero este recuerdo de los carámbanos de hielo me proveyó un nuevo lugar para estacionarla. Un lugar en el que podía buscar la verdad en vez del chocolate. Un lugar donde lo encantador podía ser alguna otra cosa y no los nachos que ofrecía el restaurante Taco Bell. Y mi respuesta victoriosa, al volcarme a cosas como la oración, la lectura de las Escrituras y el ejercicio para liberar el estrés en lugar de llenar mi vacío con refrigerios, sería excelente.

¿Y tú? ¿Hay algo del pasado que te provoca un vacío emocional? Como primer paso a la sanidad, ¿puedes recordar algo bueno de esa situación pasada? ¿O tal vez algo bueno que hubiera sucedido a pesar del dolor del suceso? Si no, pídele a Dios que te dé un lugar adecuado en el que estacionar tu mente, trata de hacer el siguiente ejercicio, basado en Filipenses 4:8. Así lo hice yo con el vacío que sentía por causa de mi papá:

Todo lo verdadero: Mi papá estaba destruido. Solo los papás arruinados dejan a sus hijos. Eso no es una idea mía. Simplemente es un triste reflejo de las decisiones que él tomó. Pero también es verdad que él tuvo que dejar a un lado su estado de quebranto para poner los regadores para su niña. Y por pequeño que ese acto sea, fue un acto de amor.

Todo lo respetable: No tengo que vivir por el resto de mi vida como la hija de un padre destruido. Puedo vivir como una hija del Rey de reyes que no solo me quiere, sino que también ha prometido que jamás me dejará. De hecho, la Biblia me promete: «El Señor está cerca» (Filipenses 4:5). Y el Señor estuvo cerca la noche de los aspersores. Aunque mi papá profesaba ser ateo, estoy convencida de que esa noche Jesús atravesó su dura coraza y estuvo cerca de él. Incluso si él no recibió a Jesús, estuvo lo bastante cerca una noche como para ver lo bello que puede ser el amor. Espero que mi papá lo recuerde.

Todo lo justo: Dios es lo único justo que tiene la vida en este mundo. Todo lo justo y bueno de esta vida, lleva el toque de él. Me provoca una sonrisa el pensar que aquella noche deben haber quedado dos tipos de huellas distintas en aquel viejo y oxidado aspersor amarillo. Mi padre biológico lo cargó, lo colocó y lo hizo funcionar. Pero mi papá celestial se aseguró de que el aspersor estuviera justo en la posición correcta para formar carámbanos que se congelaron en los árboles y calentaron mi corazón.

Todo lo puro: Dios ha puesto eternidad en el corazón de todo ser humano (Eclesiastés 3:11). Así que, a pesar de toda la oscuridad que parecía rodear a mi papá, alguna luz pura de generosidad se abrió paso y dio muestras de que algo bueno obraba dentro de él. Calor en una noche fría. Pureza en medio del pecado y la confusión de los corazones rotos y las vidas marcadas.

Todo lo amable: Dios puede tomar lo feo y hacerlo bello. Del polvo de la tierra formó a los seres humanos. Sanó a un ciego restregando barro en los ojos del hombre enfermo. Esa es una cualidad encantadora de Dios. Esa amabilidad se derramó y ayudó a mi papá a pensar en los copos. Y un patio que nunca vio jugar a las carreras, ni una casa en un árbol, ni conversaciones entre padre e hija, en esa ocasión presenció una muestra gloriosa de algo encantador que solo nosotros tuvimos.

Todo lo digno de admiración, todo lo que sea excelente o merezca elogio: Yo no diría que mi padre era admirable, excelente o merecedor de elogios, pero tal vez debiera decirlo. Tal vez, al igual que con los carámbanos, hubo otros recuerdos que quedaron olvidados hace mucho tiempo y fueron cubiertos por la oscuridad de su cruel partida. Al final, mi Señor ha tomado los pedazos rotos de mi corazón y los ha sacado de las cajas que mi papá se llevó aquel día terrible.

Pedazo por pedazo Dios ha ido creando un mosaico en mi corazón, un mosaico de restauración, sanidad y compasión. En parte soy la persona que soy hoy debido a la herida que me causó haber sido abandonada por mi papá. Yo no hubiera escogido esa pieza para mi mosaico, pero qué bueno que Dios puso justo al lado de la herida un pedazo de cristal transparente con la forma de aquellos cálidos carámbanos de hielo de tanto tiempo atrás. Ese es un recuerdo en el que puedo pensar. Un recuerdo que es mejor que cualquier pedazo de pastel de chocolate o que los nachos. Un recuerdo verdadero, noble, justo, puro, amable, admirable, excelente y merecedor de elogio. Y que llena.

Entiendo que lo que escribí aquí no es más que el primer paso del proceso. A menudo estos problemas son grandes y complicados y el proceso es algo así como ir quitándole capas a una cebolla.

Si necesitas más ayuda, sé sincera contigo misma y busca un buen consejero cristiano. A menudo las iglesias pueden recomendar consejeros de tu misma zona que basan sus consejos en las verdades bíblicas. Yo no estaría donde estoy hoy sin las etapas que pasé con aquellos consejeros que le hablaron la verdad a mi vida.

Pero por hoy, encontrar un buen recuerdo en medio de un desastre es un buen comienzo. Un comienzo realmente bueno. Un comienzo que vale la pena buscar.

Así que papá, si alguna vez te encuentras con estas palabras, oro para que recuerdes la noche del milagro de los carámbanos de hielo. Porque es un hilo conductor de esperanza que une dos corazones muy distantes.

Y eso me hace sonreír.

15

El demonio en el afiche de las papitas

En los últimos capítulos hemos hablado de reemplazar nuestros antiguos guiones racionales por la verdad. Tal vez yo sea la única persona loca que hace dietas y está llena de racionalizaciones, pero queda una más de ellas que necesitamos tratar y es: «Si nadie nos ve, entonces las calorías no cuentan».

Sé que esto no tiene un sentido lógico. Pero, amiga, merendar cuando nadie nos ve puede acabar con cualquier plan de alimentación saludable. Así que cuando descubro este razonamiento en mi cabeza, no trato de reemplazarlo con ninguna otra cosa. Solo huyo. Tengo que alejarme de los alrededores de la tentación.

Recuerda, esto no es solo una batalla en el campo de lo físico y lo mental. Esta batalla también es espiritual. Satanás quiere que robemos cosas en secreto. Las cosas ocultas y aquello que se hace en secreto ponen al padre de la oscuridad al tanto de nuestras debilidades y abren una puerta para que él nos ataque con sus estratagemas. Es por eso que el apóstol Pablo escribió: «Por último, fortalézcanse con el gran poder del Señor. Pónganse toda la armadura de Dios para que puedan hacer frente a las artimañas del diablo» (Efesios 6:10–11).

Así es como el pastor y escritor Chip Ingram caracteriza las artimañas de Satanás:

> Se orquestan para tentarnos, engañarnos, alejarnos de Dios, llenar nuestros corazones de medias verdades y mentiras, y llevarnos a la búsqueda de cosas buenas de una manera equivocada, en un momento equivocado o con la persona equivocada. La palabra inglesa *estrategias* se deriva de la palabra griega que Pablo usa y que se traduce como «artimañas». Eso quiere decir que nuestras tentaciones no son fortuitas. Las mentiras que escuchamos, los conflictos que tenemos con otros, los deseos que nos consumen cuando estamos en nuestros momentos de mayor debilidad, todos ellos forman parte de un plan para lograr convertirnos en víctimas en esa guerra invisible. Son ataques organizados, golpes bajos diseñados para neutralizar a la misma gente que Dios ha dotado con su poder extraordinario.[6]

¿Has notado que Chip incluyó en su lista de artimañas específicas *los deseos que nos consumen cuando estamos en nuestros momentos de mayor debilidad*? Sin embargo, debemos recordar que tenemos un poder más grande que cualquier deseo que nos confronte. Precisamente la otra noche yo enfrenté una de mis batallas más feroces sobre esta cuestión.

Tuve un día muy atareado, y de camino a casa decidí buscar comida para llevar en uno de mis restaurantes favoritos. Ordené pescado a la parrilla y brócoli. Contenta por mi elección y mi autodisciplina, pasé a la zona en la que se recoge el pedido. Fue entonces cuando comenzó el ataque.

Sobre la caja registradora colgaba un afiche gigante con las mejores papitas con salsa que hayas visto jamás. La chica que estaba detrás del mostrador trataba de preguntarme si necesitaba cubiertos desechables y de confirmar si el pedido estaba correcto.

Dentro de mi cerebro, una mujer de voluntad débil empezó a gritar:

No, mi pedido no es correcto. Necesito papitas. Muchas, muchas de esas papitas.

Era como si las papitas estuvieran bailando frente a mí y cantando la letra de aquella canción de los años 80: «¿No me quieres, niña… no me quieres… ohhh, oh?».

Quise empezar a recitar mentalmente aquel viejo guion que justificaba mi frenesí por las papitas: *Tuviste un día muy difícil. Te has portado bien durante mucho tiempo. ¿Quién se va a enterar? Y si nadie más lo sabe, las calorías no cuentan, ¿no es cierto? Además, es solo una ración de papitas con salsa. Todo lo demás que pediste es muy saludable. Solo esta vez y luego pórtate bien los próximos días.*

Pero algo más golpeaba mi mente. La verdad.

Vinieron a mi mente muchos de los pasajes que ya hemos mencionado, le salieron al cruce al viejo guion y comenzaron a luchar con aquellas palabras que trataban de desviarme.

Podía percibir la tensión. Literalmente, mientras estaba parada allí, demorando demasiado en responderle a la chica si necesitaba o no un tenedor plástico, la verdad y las mentiras batallaban por lograr mi atención. Fue entonces que me di cuenta: yo tenía el poder para decidir quién ganaría.

Yo tenía el poder. No las papitas.

Y el poder estaba en reconocer que todavía no he llegado al punto en que pueda manejar unas cuantas papitas. Mi debilidad no podía soportar ese tipo de libertad. Por lo tanto, tenía que apartarme de la fuente de la tentación, y hacerlo inmediatamente.

Mi mirada vacía pronto se convirtió en una mirada de firme determinación. «Sí, necesito un tenedor para el pescado y el brócoli». Me imagino a la chica poniendo los ojos en blanco mientras se inclinaba para buscar mi tenedor y pensando «tanta demora para saber si necesita un tenedor o no».

Pero yo no estaba concentrada en ella ni en su expresión burlona.

En lugar de eso, me concentré en salir por aquella puerta. Mientras conducía hasta mi casa, un versículo me vino una y otra vez a la mente: «En el desierto cedieron a sus propios deseos [...] pusieron a prueba a Dios» (Salmos 106:14).

Cuando llegué a casa y me satisfice con ese pescado saludable y el brócoli al vapor, me di cuenta de que no deseaba las papitas con la salsa. Para nada. Estaba satisfecha con mis elecciones saludables. ¿Qué fue lo que marcó la diferencia?

Analicemos un poco más de cerca ese versículo de los salmos: «En el desierto cedieron a sus propios deseos; en los páramos pusieron a prueba a Dios». El desierto es un lugar de privación. En un estado de privación somos mucho más dados a ceder ante cosas indebidas. Estaba realmente hambrienta cuando entré a ese restaurante. Yo estaba en un estado de debilidad, confrontada con algo que podía llenarme rápida y fácilmente. Eso es lo que llamo una zona de peligro.

En una zona de peligro, las mentiras y las racionalizaciones del enemigo suenan muy dulces, paisajes y olores seductores que el enemigo ha dispuesto específicamente para nuestra destrucción despiertan nuestras papilas gustativas. Este es el punto exacto en el que debo empezar a recitar la verdad, empacar mi pescado y brócoli, y salir huyendo. Huir. Huir literal y deliberadamente.

Tuve que dejar de pensar en lo que *no debía* comer y estacionar mi mente en pensamientos tales como estar agradecida por lo que *sí podía* comer. Podía comerme un delicioso pescado ahumado y brócoli al vapor. Comida saludable y beneficiosa para mi cuerpo. Tenemos que aceptar los límites del plan de comida saludable que escojamos. Y tenemos que reafirmar esos límites como regalos de un Dios al que le importa nuestra salud y no como cercas restrictivas que tienen el objetivo de impedirnos disfrutar de la vida. Las papilas gustativas vulnerables y arruinadas no pueden manejar ciertas libertades. Los límites nos mantienen a salvo y no restringidas.

Eso lo aprendí de nuestra querida perrita Chelsea. Ella no es muy brillante. Aunque tiene espacio suficiente para correr y jugar dentro, a ella la obsesiona atacar las llantas que hacen crujir el pedregullo de la entrada cada vez que alguien se acerca a nuestra propiedad en automóvil. Por lo tanto, tuvo un segundo encuentro desafortunado con un vehículo en movimiento más o menos al mismo tiempo en que yo comencé con mi plan de alimentación saludable.

Lloré como una niña cuando la vi. Pero, aparte de una de las patas delanteras fracturadas, una de las traseras muy raspada y la falta de la mitad de la carne en su hocico, estaba bien. ¡Qué horror!

El veterinario nos dijo que para que su pata sanara adecuadamente, tendríamos que mantenerla tranquila durante tres semanas. Le pedí que le diera algunas pastillas para los nervios y de paso algunas para mí también.

Bueno, luego de dos semanas de aquel proceso de sanidad, toda esa quietud sacó a relucir lo mejor de Chelsea en medio de la noche. Ella decidió que me castigaría con una pataleta de quejas, llanto y golpes en la puerta cerrada de mi baño. Quería salir y quería salir en ese momento preciso. Quería correr y perseguir a alguna criatura nocturna desprevenida. Estaba cansada de sacrificar su libertad.

Todavía no.

La verdad de esa afirmación sobre la debilidad de Chelsea me sacudió y me hizo pensar que era algo que muy bien podía aplicarme a mí también. Mi debilidad no podía manejar libertades con respecto a la comida fuera de los límites de mi plan.

Todavía no.

Con el tiempo yo podría añadir otra vez algunas cosas a mi dieta en pequeñas cantidades.

Pero todavía no.

Mi debilidad con respecto a la comida es algo profundo. Debido a ello los nuevos hábitos saludables necesitan tiempo para profundizarse. A continuación, incluyo algunos de los límites saludables que me he impuesto para asegurar el éxito. Recomiendo ampliamente leerlos a menudo. Me han sido realmente útiles para mantenerme en un sitio seguro dentro de mis hábitos saludables.

- Dios me ha dado poder para elegir mis alimentos. Si no debo comerlos, no me los pondré en la boca.
- Fui hecha para mucho más que estar atascada en un círculo vicioso de derrotas. No fui hecha para resultar víctima de mis malas decisiones. Fui hecha para ser una hija victoriosa de Dios.
- Cuando esté luchando y considere hacer concesiones, me obligaré a pensar más allá de ese momento y preguntarme: «*¿Cómo me sentiré mañana por la mañana con respecto a esta decisión?*».
- Si estoy en una situación en la que la tentación me resulta abrumadora, tendré que escoger entre quitar de delante la tentación o alejarme de la situación.
- Cuando haya un evento especial, puedo buscar maneras de celebrar que no impliquen acabar con mi plan de alimentación saludable.
- Luchar con mi exceso de peso no es una maldición de Dios para mí. Pero el sobrepeso es un indicio externo de que se necesitan cambios internos para que mi cuerpo pueda funcionar adecuadamente y para que yo me sienta bien.
- Me impongo estos límites no a manera de restricción, sino para definir los parámetros de mi libertad. Ahora mi debilidad no puede manejar más libertad que esta. Y me parece bien.

Es una batalla difícil. Realmente difícil. Ya sea que estés mirando la mesa del buffet de la iglesia, cargada de platillos empanizados, fritos o cubiertos de queso, o que te encuentres en un restaurante contemplando un afiche con papitas y salsa, puedes sentir que la guerra se libra en tu cabeza. Oro para que estos límites te ayuden a ti como me han ayudado a mí.

La victoria es posible, hermanas, no tratando de descubrir cómo hacer de esto un proceso fácil, sino escogiendo una y otra vez, y aun una vez más, el poder absoluto que está disponible mediante la verdad de Dios.

16

Por qué las dietas no funcionan

Yo tengo problema con los comerciales informativos. Los tengo. He comprado de todo, desde limpiadores para cemento hasta polvo facial, y hasta una parrilla metálica que prácticamente prometía sacar la carne de mi refrigerador y cocinarla sin ningún esfuerzo de mi parte.

Sin embargo, ningún comercial capta tanto mi atención como aquellos relacionados con las dietas. Con grandes promesas y poco sacrificio, tú también puedes bajar una talla esta tarde. Y aunque mi cerebro me dice: «¡Eso es una estafa!», algo en mi corazón susurra: *Tal vez esto sí funcione.*

Tal vez esto sí me haga sentir tan llena que pueda comer tres guisantes y media pechuga de pollo y quedar satisfecha hasta la cena. Tal vez esto sí bloquee cada partícula de grasa que consumo para que mi cuerpo no la absorba y eso me permita comer, comer y comer sin subir, subir y subir de peso.

Al final mi mente racional les ayuda a mis soñadoras papilas gustativas a colgar el teléfono, volver a meter la tarjeta de crédito en la cartera y hacer las paces con la realidad.

No hay soluciones rápidas. Pero tengo que felicitar a esta gente de los comerciales testimoniales, son inteligentes, porque han buscado la manera de sacarle provecho al porqué del fracaso de las dietas. Nos cansamos de sacrificarnos y nuestro esfuerzo se desgasta.

No estoy a dieta

Hace poco, iba caminando por el aeropuerto de Chicago con algunas rebanadas de manzana para merendar. Me sentía muy feliz con mis manzanas hasta que pasé junto a un olor que me sujetó por el cuello de la blusa, me miró a la cara y me dijo: «¿No sabes que puedo hacerte mucho más feliz?». Una tienda llamada Nuts on Clark acababa de sacar una nueva tanda de palomitas de maíz con caramelo.

A mí me encantan las palomitas de maíz con caramelo. Y fácilmente te podía elaborar un razonamiento para comprar un poco: esa marca no se consigue en Carolina del Norte. Podría ser el gusto especial que me diera en Chicago. Había mucha gente comprándolas.

En verdad podría haber comprado las palomitas, comer unos cuantos puñados y guardar el resto para mis hijos, y haber estado perfectamente bien con el pequeño fraude en mi dieta. El problema es que yo no estoy a dieta.

Las dietas a mí no me resultan. Parecería que puedo sacrificarme durante una temporada y que luego me canso. Llego al peso que quiero tener y entonces, poco a poco, voy regresando a los viejos hábitos. El peso vuelve y me siento un fracaso.

Así que no estoy a dieta. Estoy en una travesía con Jesús para aprender el arte del dominio propio con el propósito de alcanzar la santidad. Y hoy había decidido de antemano que merendaría manzanas, no palomitas de maíz con caramelo.

Decidir por anticipado lo que voy o no voy a comer resulta algo crucial en este viaje. También trato de planificar mis comidas justo después del desayuno, cuando me siento llena y satisfecha. Decidir de antemano mantiene mis pensamientos y mi planificación dentro de una racionalidad y enfocados en la dirección correcta. El peor momento para decidir lo que voy a comer es cuando espero a estar completamente vacía y con mucha hambre. En ese momento mi cuerpo pide a gritos algo rápido, y por lo general las cosas rápidas se presentan en toda una variedad de tentaciones dañinas.

Esta es una perspectiva bíblica de la tentación: «Si ustedes piensan que están firmes, tengan cuidado de no caer. Las tentaciones que enfrentan en su vida no son distintas de las que otros atraviesan. Y Dios es fiel; no permitirá que la tentación sea mayor de lo que puedan soportar. Cuando sean tentados, él les mostrará una salida, para que puedan resistir» (1 Corintios 10:12–13, NTV). La salida que el Señor provee para mí es decidir de antemano lo que comeré y lo que no comeré. El versículo 14 del mismo capítulo continúa diciendo: «Por tanto, mis queridos hermanos, huyan de la idolatría» (NVI). Este versículo apunta directamente a mis problemas personales con la comida y me dice: «Esta es precisamente la razón por la que esto tiene que ser una travesía espiritual y no una dieta temporal».

Esperar que cualquier otra cosa aparte de la voluntad de Dios nos satisfaga es idolatría. La nutrición, que es el propósito principal de la comida, significa consumir porciones adecuadas de opciones saludables que permitan a nuestros cuerpos funcionar adecuadamente. La idolatría, en el caso de la comida, significa consumir porciones dañinas y opciones no saludables porque creemos que nos lo merecemos o lo necesitamos para sentirnos mejor.

Escúchenme bien. No tenemos que huir de la comida. Necesitamos la comida. Pero tenemos que huir del control que la comida puede ejercer sobre nuestras vidas. Si huimos del patrón de idolatría con respecto a la comida y abandonamos nuestros patrones dañinos de dependencia de la comida para sentirnos mejor, podremos ver más claramente la salida que Dios promete ante la tentación.

Dos cuestionamientos innegables

Al hablar de la sensación de merecer ciertos alimentos o necesitar darnos un gusto para seguir adelante, considero adecuado hablar de dos problemas innegables.

Primer cuestionamiento: «No me digas que tengo que renunciar para siempre a darme un gusto».

No digo que tengamos que renunciar para siempre a darnos un gusto. Cuando yo me esforzaba por llegar a un peso saludable, renuncié a todo tipo de azúcares, carbohidratos y almidones durante una etapa. Al alcanzar ese peso, añadí de nuevo algunas cosas, pero lo hice con mucho cuidado. Nota las palabras *algunas* y *cuidado*.

Después de alcanzar el peso buscado, si decidía por adelantado comer palomitas de maíz en el cine, entonces se trataría de una ración pequeña (sin mantequilla). Durante los días siguientes seguiría con más cuidado mi régimen de alimentación saludable, y no añadiría el darme ningún otro gusto.

Aunque esta travesía no tiene que ver solo con bajar de peso, el peso es un indicador mensurable de si estamos tomando decisiones saludables o no. Esto es lo que yo he experimentado en mis intentos anteriores de perder peso: es verdaderamente difícil mantener un éxito prolongado en el tiempo. Lo que me lleva al segundo problema innegable.

Segundo cuestionamiento: «Esta no me parece una travesía espiritual, sino un enfoque legalista en cuanto a la comida».

Por favor, escúchenme, porque les hablo desde el corazón. Escribo este libro como una invitación a considerar la libertad que encontramos cuando presentamos una de nuestras necesidades más básicas delante el Señor y le permitimos que nos guíe y nos guarde en esta área.

Sí, necesitamos un plan de alimentación saludable, Pero necesitamos tener una profundidad en la manera de restringirnos que solo puede provenir de convertir esto en una trayectoria de crecimiento espiritual.

El apóstol Pablo trató este tema:

> Si con Cristo ustedes ya han muerto a los principios espirituales elementales de este mundo, ¿por qué, como si todavía pertenecieran al mundo, se someten a preceptos tales como: «No tomes en

> tus manos, no pruebes, no toques»? Estos preceptos, basados en reglas y enseñanzas humanas, se refieren a cosas que van a desaparecer con el uso. Tienen sin duda apariencia de sabiduría, con su afectada piedad, falsa humildad y severo trato del cuerpo, pero de nada sirven frente a los apetitos de la naturaleza pecaminosa. (Colosenses 2:20–23).

Al comentar estos versículos el pastor Ray Steadman escribió:

> Un legalista mira la vida y dice: «Todo es malo, a menos que puedas demostrar con la Biblia que es correcto. Por lo tanto, no debemos tener nada que ver con ninguna cosa de la que la Biblia no diga que es buena». Eso reduce la vida a un rango de actividades muy estrecho. Pero el cristiano bíblico mira la vida y dice: «¡Todo es bueno! Dios nos ha dado un mundo para disfrutar y vivir. Todo es bueno a menos que la Biblia diga específicamente que es malo». Algunas cosas son malas, dañinas y peligrosas. El adulterio siempre es malo. Lo mismo que la fornicación. La promiscuidad sexual es mala. Decir mentiras y robar es malo. Esas cosas nunca son correctas. Pero hay muchas otras que están abiertas delante de nosotros. Si estamos dispuestos a obedecer a Dios en los aspectos que él considera dañinos y peligrosos, entonces tenemos el resto de la vida para andar en compañía de un Salvador que nos ama y que nos guía y guarda en nuestro andar con él.[7]

Me encanta especialmente esa última oración:

Caminar en compañía de mi Salvador es en realidad lo que debo hacer para que este recorrido tenga éxito y sea duradero. Es el componente que no tenían todas las dietas anteriores que he intentado. Hasta la comunidad médica está comenzando a entender el papel crucial del compromiso espiritual.

El doctor Floyd Chilton, psicólogo y profesor de la Facultad de Medicina de la Universidad Wake Forest, lo dice así:

> Tu fuerza de voluntad está en una lucha constante con tus genes y con un medioambiente en el que se aprecia un exceso de calorías. A menudo tus mejores esfuerzos no pueden competir con tus genes y tu medioambiente. La fuerza de voluntad por sí sola no resulta suficiente para producir un cambio; debes comenzar por entender que no puedes hacer esto solo. Si eres una persona de fe, usa esa relación para que te ayude a cambiar.[8]

Dios nos creó y nos dijo que fuéramos fieles en el cuidado de los cuerpos que se nos han confiado. El Espíritu Santo nos da el poder para hacer un cambio duradero. Y Jesús nos guía con cariño y nos protege al andar con él cada día, cada momento, en cada decisión.

¡Y ese es un plan con una promesa que ningún comercial nos puede ofrecer jamás!

17

Algunas cosas se pierden, pero se ganan otras mejores

Como ya dijimos, no tenemos que renunciar a darnos un gusto todo el tiempo, pero sí tendremos que alejarnos de algunos alimentos para siempre.

Este giro es en parte un sacrificio valiente y en parte un completo arrepentimiento. Y aunque las palabras *sacrificio* y *arrepentimiento* solían resultar adversas y amargas a mi alma, ahora me hablan de otra cosa. De algo que sinceramente he llegado a amar: de victoria.

Pero la victoria no dura mucho tiempo si empiezo a resistir y sentir aversión por sus requisitos esenciales de sacrificio y arrepentimiento.

He llegado al peso que deseaba y ese es el lugar más peligroso para mantener una historia de éxito con las dietas.

Es hora de celebrar, de festejarlo, y de darles la bienvenida a todos esos alimentos que hemos extrañado tanto, ¿no es cierto? Pero no podemos darle la bienvenida a toda esa comida que extrañamos sin acoger también a las calorías, a los gramos de grasa, al colesterol, a los azúcares y a los aditivos adictivos. Lo interesante de estos «invitados» es que mandan señales al cerebro suplicándonos que hagamos fiesta con ellos una y otra vez. Una pequeña fiesta de bienvenida se convierte en una invitación a ser compañeros de cuarto, lo que supone un desastre para lo que esperábamos que fueran cambios de estilo de vida. En mi caso, incluso las pequeñas concesiones, hechas ante deseos no saludables, pueden ocasionar un revés completo a todo mi progreso. Y eso ya no es solo una revelación personal; la ciencia lo demuestra. En un estudio publicado por *Science News*, los investigadores descubrieron que la comida chatarra resulta adictiva para las ratas de laboratorio de un modo que se puede medir:

> Después de solo cinco días de una dieta de comida chatarra, las ratas mostraron «reducciones profundas» de la sensibilidad de los centros de placer de sus cerebros, lo que sugiere que los animales se habituaron rápidamente a la comida. Como resultado, las ratas consumían más comida para obtener la misma cantidad de placer. Así como los adictos a la heroína necesitan cada vez más droga para sentirse bien, las ratas necesitaban cada vez más comida chatarra. «Pierden el control» dice [uno de los investigadores]. «Ese es el sello de una adicción».[9]

Otros estudios a los que accedí hablaban del efecto que tienen ciertas comidas azucaradas de disminuir la capacidad del cuerpo de sentirse satisfechos.

Es realmente difícil para una chica de papitas y chocolate no invitar a su fiesta a estos alimentos que han sido asistentes habituales durante años. Y es todavía más difícil reconciliarse con que no son mis amigos. Algunos pueden ser conocidos casuales, en un nivel muy elemental, pero necesitamos que otros desaparezcan para siempre.

Solo tú puedes determinar cuál es cuál. Hay un versículo que hemos mencionado antes en esta travesía nuestra, pero vale la pena repetirlo aquí: «"Todo me está permitido, pero no todo es para mi bien [...] no dejaré que nada me domine"» (1 Corintios 6:12). La mayoría de las personas solo asocian este versículo con los pecados sexuales. Sin embargo, el versículo siguiente habla de la comida: «"Los alimentos son para el estómago y el estómago para los alimentos"; y Dios los destruirá a ambos» (6:13). ¡Mira si hay cosas que hacen que una mujer se asombre! El comentario de mi Biblia señala en cuanto a estos versículos: «Algunas acciones no son pecaminosas en sí mismas, pero tampoco son adecuadas porque pueden controlar nuestras vidas y alejarnos de Dios».[10]

La comida no es el enemigo. Satanás es el enemigo. Y su plan estratégico es volvernos ineficaces, o al menos más flojos, para la causa de Cristo. Cuando quedamos atrapados en asuntos de la carne resulta realmente difícil seguir a Dios de manera completa y apasionada. Entonces, a menos que empecemos a lamentarnos por lo que perderemos, debemos celebrar todo lo que se gana en este proceso.

¿Y si toda esta trayectoria para llegar a ser saludables pudiera tratarse más de aquello que estamos en proceso de ganar que de lo que estamos perdiendo? En medio de la pérdida de papitas y chocolate, hay otras cosas que se ganarán. Cosas que liberan mi alma abrumada, que vuelven a darle ánimo a mi actitud derrotista y sueltan a volar la esperanza de que tal vez (solo tal vez) *yo pueda lograrlo*.

Decir «yo puedo» es un giro pequeño pero poderoso para una mujer que experimenta una carencia.

El «yo puedo» me ayuda a llegar a una cena y descubrir que la conversación me atrae más que la comida.

El «yo puedo» me ayuda a permanecer en el perímetro del supermercado en el que abundan una selección de comidas más frescas y me recuerda que ninguna comida sabrá tan bien como la victoria.

Hoy en mi almuerzo dejé la mayor parte del panecillo que venía junto con mi plato fuerte, una ensalada. Yo había arrancado un pedacito, lo disfruté inmensamente y decidí que comerme el resto hubiera sido un exceso. Y mientras lo apartaba, sonreí y me dije: *Esto no es una señal de que me estoy privando. Es un sacrificio que estoy dispuesta a hacer para ganar algo mucho más grande que el resto de este panecillo. ¡Esto es lo más poderoso que puedo hacer en este momento!*. Yo puedo. Y lo hice.

Ya sea que estemos en el comienzo de nuestra travesía, en el medio, o en la zona peligrosa, habiendo alcanzado la meta de bajar de peso, concentrarnos solamente en aquello a lo que hemos renunciado nos hará sentir una carencia constantemente. Y sentirnos privadas de cosas nos llevará a la desesperación, a la frustración y al fracaso. En lugar de eso, tenemos que concentrarnos en todo lo que estamos ganando durante este proceso. Yo veo que las ganancias son más valiosas que las pérdidas.

Piensa en una balanza antigua. En un platillo coloco mis papitas y el chocolate, y en el otro pongo el valor que acabo de encontrar para decir «yo puedo». No hay comparación. Mi valentía es mucho más valiosa y bella, me da fortaleza y es duradera.

Las papitas y el chocolate me llenan la boca por unos pocos segundos con un deleite salado o azucarado que no tiene vida. Pero la valentía llena mi corazón, mi mente y mi alma con todo lo vivo, lo posible y lo vivificador.

Y la valentía me invita a dar uno de los pasos más difíciles en una trayectoria como esta. La valentía me dice: *Ahora que ya has dejado parcialmente tus viejos hábitos al hacer los sacrificios necesarios, ha llegado el momento de volcarte por completo al arrepentimiento.* De todas las cosas que se pierden y se ganan, la valentía para arrepentirme podría ser la más significativa para mí.

Estoy terminando de escribir este libro en medio de las festividades navideñas. Así que por favor discúlpame si estás leyendo esto en el verano y te sientes muy lejos del brillo y los cascabeles.

Me senté hoy a leer mi Biblia y decidí leer la historia de la Navidad en Marcos.

Bueno, al parecer a Marcos le gustaba ir al grano.

No habla del pesebre. Ni de José y María. No hay niño Jesús. Ni estrella brillante, ni ángeles. Ni noche de paz. Ni noche de amor. De hecho, si Marcos fuera el único evangelio en el que se mencionara la entrada de Jesús a este mundo, la Navidad sería muy diferente.

No habría regalos.

No habría luces que brillaran con esplendor.

Entonces, ¿qué habría? Un hombre de apariencia salvaje, llamado Juan el Bautista, vestido con ropas de cuero y pelo de camello, que preparaba el camino de Jesús al predicar un mensaje que no es el que normalmente escuchamos en Navidad. Un mensaje un poco áspero y duro de tragar.

Arrepentimiento.

Esa palabra resume el comienzo de la historia de Cristo según Marcos: «Así se presentó Juan el Bautista en el desierto y predicando el bautismo de arrepentimiento para el perdón de los pecados. Toda la gente de la región de Judea y de la ciudad de Jerusalén acudía a él. Cuando confesaban sus pecados, él los bautizaba en el río Jordán» (Marcos 1:4–5).

Esta es la parte del sermón en la que yo empiezo a anhelar que algunas personas que conozco estén realmente prestando atención. «Gracias, Señor, por este mensaje, tú sabes que fulana necesita una visitación para experimentar un arrepentimiento completo».

Es en ese momento que Jesús me susurra: *Es un mensaje para ti y solo para ti. Tú necesitas este mensaje, Lysa. Te estoy llamando a arrepentirte. Así es como necesitas preparar tu corazón para la Navidad este año.* «Estoy por enviar a mi mensajero delante de ti, el cual preparará tu camino. Voz de uno que grita en el desierto: "Preparen el camino del Señor, háganle sendas derechas"» (Marcos 1:2–3).

La chica que puede ser un desastre total.

Ella escucha al mensajero que llama al arrepentimiento.

Y ella susurra otra vez: «Lo siento, Jesús. Perdóname. Sáname. Restáurame. Por esas mismas cosas por las que pongo excusas. Por esas mismas cosas que me hacen errar. Por el orgullo que me lleva a pensar que la culpa la tiene otra persona.

Por las ocupaciones que hacen que me olvide de detenerme y considerar mi forma de ser, mis pensamientos, mis acciones. Tú, Mesías, eres lo mejor para salvarme del desastre».

Dudo que esta sea la versión más popular de la historia de Navidad, pero para mí este año es perfecta. Es un lugar perfecto para que la chica que solía vivir de papitas y chocolate termine esta parte de su travesía. Pero no la considero completa como quien dice: *Terminé.* Sino más bien como quien declara: *Ahora estoy perfectamente preparada para seguir adelante.*

De hecho, este ha sido el mejor de los viajes espirituales de mi vida. Un recorrido espiritual significativo con grandes beneficios físicos. He aprendido muchísimo. Pero probablemente una de las lecciones más sustanciosas haya sido comprender la cantidad de energía mental y espiritual que desperdicié durante años solo deseando que las cosas cambiaran. Y al mismo tiempo me condenaba por no tener la disciplina para hacer esos cambios.

Con independencia de cuál sea el problema con que estés lidiando ahora, Jesús quiere ayudarte con ese problema. De verdad que sí. Pero tienes que dejar de condenarte.

En lugar de usar mis defectos en mi contra, puedo entregárselos a Jesús y dejar que él cincele mis partes ásperas. La manera en que cincela Jesús, llena de gracia, es muy diferente de como yo me condeno. Mi actitud condenatoria está plagada de mentiras y exageraciones que me abaten. El cincel de Jesús está lleno de una verdad liberadora.

¡Oh, qué diferencia! Jesús no compara. Jesús no condena. Jesús no exagera.

Él sencillamente dice: «Oye, yo te amo. Así como eres. Pero te amo demasiado como para dejarte atascada ahí.

Así que alejémonos por completo de esas cosas que no te benefician».

Me gusta eso de Jesús. Me gusta mucho.

Amado Jesús:

Por fin he encontrado el valor para admitir que he deseado más la comida que a ti. He llorado por renunciar a la comida, sin pensar casi en que tú diste tu vida por mi libertad. He estado atada por mis propios sentimientos de impotencia. He estado enojada por tener que lidiar con este problema del peso y me he enojado contigo por permitir que esto me tocara en la vida. He puesto excusas. He señalado. He dependido de la comida, esperando de ella lo que nunca podría darme. Me he mentido sobre las realidades que tienen que ver justificado mi aumento de peso. Me he acomodado, me he excusado y he justificado mis problemas. El pan con mantequilla me ha embelesado, mientras que bostezo con tu pan diario.

Siento mucho todo eso. No son cosas sin importancia. Todo eso, para mí es pecado; es errar al blanco y perder lo mejor de ti para mi vida. Me arrepiento con todo mi corazón, mi mente y mi alma. Me arrepiento de mi mentalidad de dieta. Le doy la espalda a aquello a lo que debo renunciar y ya no lloro más. Quito el pie que le mantiene abierta la puerta a mis viejos hábitos, a mi antigua mentalidad y a las frases recurrentes.

Escojo la libertad. Escojo la victoria. Escojo el valor. Y, sobre todas las cosas, te escojo a ti.

Amén.

18

Vivir como una vencedora

Estaba haciendo la fila para pagar en el supermercado la semana pasada y contemplaba la cantidad de estantes de revistas que me bombardeaban con promesas referidas a la última dieta de moda. Eso es algo muy raro, de veras. La tienda quiere que compremos mucha comida, especialmente la comida chatarra que deja tanta ganancia. Pero mientras pagamos la comida, la misma tienda nos muestra revistas llenas de modelos que obviamente no pasan mucho tiempo comiendo las recetas de Paula Deen.

Todas las modelos vienen en una versión delgada que yo nunca conoceré. Y lucen despampanantes con esa ropa diseñada para aquellas que no tienen ninguna parte de su cuerpo que esconder.

O tal vez sus fajas funcionen mejor que la mía y el artista gráfico que pintó con aerógrafo las tomas que les hicieron para la portada fue increíblemente generoso.

De cualquier manera, yo estaba parada ahí y por primera vez me di cuenta de que en mi mente no se agolpaban ideas de condenación. Simplemente sonreí. Y descubrí que mi victoria no estaba tan ligada a cómo yo había cambiado físicamente, sino a cómo he vencido mental y espiritualmente.

Sí, he perdido kilos y centímetros, pero la verdadera victoria está en no llevar un lastre mental y espiritual causado por una sensación constante de derrota. Esa libertad y la apariencia saludable no guardan relación con la talla de una persona. Hay mujeres delgadas que arrastran dolorosamente un lastre espiritual y emocional ocasionado por sentimientos de derrota similares a los de las mujeres que usan tallas mucho más grandes. Realmente pienso que en algún nivel la mayoría de las mujeres luchamos con todo ese asunto de «ser saludables». Después de todo, la caída de la humanidad ocurrió en torno a una circunstancia en la que una mujer fue tentada con comida.

Hemos visto a lo largo de esta travesía que Dios no solo nos manda tener una perspectiva saludable de la comida, sino que además nos brinda ayuda para lograrlo. Su Palabra tiene la clave para cualquiera que desee vencer los problemas referentes a la comida, ya sean leves, graves o término medio. Sus verdades nos indican la dirección correcta, nos guían, y nos enseñan. Y él ha demostrado ser fiel en cuanto a su promesa de salvarnos:

> «Trastornados por su rebeldía, afligidos por su iniquidad, todo alimento les causaba asco. ¡Llegaron a las puertas mismas de la muerte! En su angustia clamaron al Señor, y él los salvó de su aflicción». (Salmos 107:17–19)

Aunque no puedo decir que estuviera acercándome a las puertas de la muerte en lo físico, durante mi lucha en esta travesía, estaba llegando a un sentido de derrota. Y me preguntaba si vencer en esta lucha sería siquiera posible.

Esa es una situación terrible.

Qué maravilloso es que Dios descubra y sepa tratar de manera tan específica la lucha que una mujer tiene con la comida. Lee este salmo otra vez.

¿Y cómo los salvó?

¿Cómo salva él a una persona con problemas como los míos?

¿Cómo salva él a la chica anoréxica que realmente aborrece toda la comida?

¿Cómo salva a aquellas tan obesas que en verdad están a las puertas de la muerte?

¿Cómo salva él a cualquiera de nosotras que actúe de forma tonta y rebelde?

El versículo siguiente del salmo 107 da la respuesta: «Envió su palabra para sanarlos, y así los rescató del sepulcro». (v. 20)

Él envió su Palabra. Y su Palabra, la Biblia, ¡los sanó!

Las mujeres que aman a Jesús no están hechas para permanecer en estado de derrota.

No lo estamos.

Fuimos creadas para caminar por sendas que llevan a la victoria. Eso no significa que esos caminos estén exentos de luchas y que no necesitemos aprender a vencer. Enfrentaremos luchas, porque las lecciones sobre cómo vencer son uno de los mejores regalos de Dios.

Precisamente el otro día encontré algunos de los versículos más fascinantes sobre alcanzar la victoria en el libro del Apocalipsis. Normalmente ese es un libro de la Biblia que me asusta un poco; me parece que resulta necesario contar con un diploma de algún tipo para poder abrirlo. Pero la semana pasada, en la iglesia, el pastor leyó un versículo que me intrigó. Fui a buscar ese versículo y pronto quedé intrigada por varios versículos más.

Este es probablemente el versículo que produce más emoción en mi corazón. «Al que salga vencedor le daré derecho a comer del árbol de la vida, que está en el paraíso de Dios» (Apocalipsis 2:7, énfasis añadido).

¿No es emocionante ver que la superación es posible? Es posible ser más que alguien que se ocupa de sus luchas bien. Este versículo dice, ¡al que salga vencedor! En otras palabras, es para aquellos que encuentran la victoria absoluta en un área donde una vez no conocieron nada más que la derrota.

Hay una recompensa seguir adelante con por nuestras luchas hasta llegar a la victoria absoluta.

¡Y qué ilusionada estoy al saber que el premio que se les dará a los que venzan será el derecho a comer! Comer del árbol de la vida será alcanzar una satisfacción diferente de todas las que hayamos conocido jamás. Y debo señalar que, ya que este árbol está ubicado en el paraíso, estaremos comiendo en el cielo.

Sí, señor.

Es por eso que sonreí mientras estaba parada en la fila de la caja del supermercado que mencioné al comienzo del capítulo. Las circunstancias eran las mismas. Las revistas seguían colocadas de manera estratégica para llamar la atención. Las modelos también estaban pintadas con aerógrafo de manera irreal. Y yo seguía necesitando comprar comida.

Pero mi reacción a todas esas circunstancias cambió porque yo había cambiado por dentro. He encontrado mi «querer» física, emocional y espiritualmente. Mis decisiones saludables me hacen sentir fortalecida y no privada de algo. Mis nuevos guiones saludables me salen de forma natural, no son solo reglas que sigo, sino la manera natural en que pienso con respecto a la comida. Y me emociona que este sea mi estilo de vida. De verdad que sí.

Espero que a ti también. Reconozco que me entristece un poco que el libro esté llegando a su fin. He disfrutado caminar contigo durante este trayecto. Pero, aunque el libro esté terminando, el vivir su mensaje apenas comienza.

Atrévete a poner los pies firmes en el camino a la victoria para el que fuiste diseñada. Andar por el camino que lleva a la victoria o a la derrota lo determinará la próxima elección que hagamos. No lo que escogimos ayer. Ni lo que escogimos hace cinco minutos.

La próxima elección. Precisamente la próxima. Que sea la elección de una vencedora. Una vencedora que fue hecha para tener ansias solo de Dios.

Palabras a las que recurrir sobre comer en forma saludable

1. Dios me ha dado poder para escoger lo que como. Se supone que yo consuma la comida. *Pero no se supone que la comida me consuma a mí.*

   «Él me dijo: "Te basta con mi gracia, pues mi poder se perfecciona en la debilidad." [...] porque cuando soy débil, entonces soy fuerte». (2 Corintios 12:9–10)

2. *Fui hecha para algo más* que vivir atascada en un círculo vicioso de derrota.

   «Dejen ya de andar rondando por estas montañas, y diríjanse al norte». (Deuteronomio 2:3)

3. Cuando considere transigir, iré en mi pensamiento más allá de este momento y me preguntaré: *¿Cómo me sentiré con respecto a esta decisión mañana por la mañana?*

   «¿Acaso no saben que su cuerpo es templo del Espíritu Santo, quien está en ustedes y al que han recibido de parte de Dios? Ustedes no son sus propios dueños; fueron comprados por un precio. Por tanto, honren con su cuerpo a Dios». (1 Corintios 6:19–20)

4. Cuando me sienta tentada, debo *eliminar la tentación* o *alejarme* de esa situación.

   «Por lo tanto, si alguien piensa que está firme, tenga cuidado de no caer. Ustedes no han sufrido ninguna tentación que no sea común al género humano. Pero Dios es fiel, y no permitirá que ustedes sean tentados más allá de lo que puedan aguantar. Más bien, cuando llegue la tentación, él les dará también una salida a fin de que puedan resistir. Por tanto, mis queridos hermanos, huyan de la idolatría». (1 Corintios 10:12–14)

5. Cuando haya un evento especial yo puedo encontrar *otras maneras de celebrar* en lugar de arruinar mi programa de alimentación saludable.

   «Conozco tus obras. Mira que delante de ti he dejado abierta una puerta que nadie puede cerrar». (Apocalipsis 3:8)

6. *La lucha con mi peso no es una maldición de Dios sobre mí*, sino un indicador externo de que necesito cambios internos para funcionar y sentirme bien.

   «No os acordéis de las cosas pasadas; ni traigáis a la memoria cosas antiguas. He aquí que yo hago cosa nueva [...] Otra vez abriré

camino en el desierto y ríos en la tierra estéril».
(Isaías 43:18–19 , RVR1960)

7. Pongo estos límites *no como restricción*, sino para *definir los parámetros de mi libertad.*

«Hablo en términos humanos, por las limitaciones de su naturaleza humana. Antes ofrecían ustedes los miembros de su cuerpo para servir a la impureza, que lleva más y más a la maldad; ofrézcanlos ahora para servir a la justicia que lleva a la santidad». (Romanos 6:19)

Notas

1. http://www.pubmedcentral.nih.gov/articlerender.fcgi?artid=1856611.
2. http://buscon.rae.es/draeI/SrvltGUIBusUsual?TIPO_HTML=2&TIPO_BUS=3&LEMA=iluminado.
3. Usado con permiso de Karen Ehman. Puedes encontrar este artículo en su encantador blog: http://karenehman.com/home/2009/10/28/ defined-by-obedience-not-by-a-number-and-a-giveaway/.
4. Ralph Waldo Emerson, en Inspirational Quotes on Beauty recopiladas por Maddie Ruud: http://hubpages.com/hub/ Quotes_on_Beauty.
5. Ruth Graham, *Fear Not Tomorrow, God Is Already There,* (Nueva York: Howard Books, 2009), pp. 104–105.
6. Chip Ingram, *The Invisible War,* (Grand Rapids: Baker, 2006), p. 27. [*La Guerra invisible* (El Paso, TX: Editorial Mundo Hispano, 2007)].
7. Ray Stedman, «The Things That Can Ruin Your Faith», mensaje sobre Colosenses 2:16–23, predicado el 25 de enero de 1987, http://www.raystedman.org.

8. El doctor Floyd H. Chilton es profesor de la Facultad de Medicina de la Universidad Wake Forest. Su último libro, *The Gene Smart Diet*, fue publicado en julio de 2009. Esta cita fue tomada de «Help, I Can't Stop Eating», un artículo de la revista *US Airways In Flight* (junio-julio de 2009). http://www.usairwaysmag.com/articles/help_i_cant_stop_eating/.
9. Laura Sanders, «Junk Food Turns Rats into Addicts», *Science News*, octubre 21, 2009.
10. *Biblia* NVI, nota al pie para 1 Corintios 6:12, (Grand Rapids: Vida, 2002), p. 2080.

Acerca de la autora

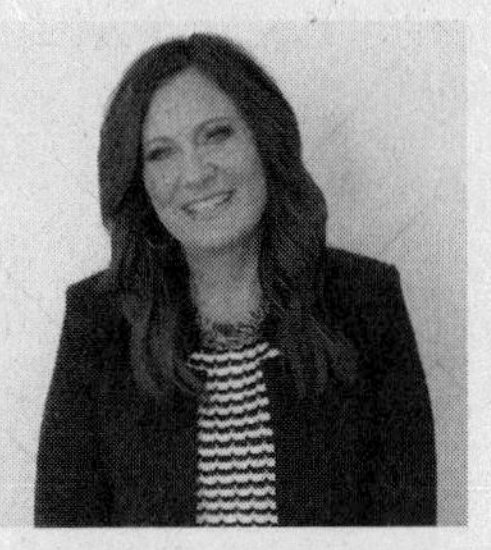

Fotografía por Kelsie McGacrty

Lysa TerKeurst es presidenta de Proverbs 31 Ministries y autora de los *best sellers* número uno del *New York Times*, *Perdona lo que no puedes olvidar*, *No debería ser así* y *Sin invitación*, entre otros. Para los que la conocen mejor, es una mujer sencilla con una Biblia bien gastada que proclama esperanza durante los buenos tiempos y realidades dolorosas.

Lysa vive con su familia en Charlotte, Carolina del Norte. Conéctate con ella en www.LysaTerKeurst.com y en las redes sociales @LysaTerKeurst.

Facebook.com / OfficialLysa
Instagram: @LysaTerKeurst
Twitter: @Lysa TerKeurst

Acerca de Proverbs 31 Ministries

Lysa TerKeurst es presidente de Proverbs 31 Ministries, ubicado en Charlotte, Carolina del Norte.

Si fuiste inspirada por *El lunes empiezo de nuevo* y deseas profundizar tu relación personal con Jesús, tenemos justamente lo que buscas.

Proverbios 31 Ministries existe para ser un amigo confiable que te llevará de la mano y caminará junto a ti, para guiarte un paso más cerca del corazón de Dios por medio de:

Devocionales gratuitos diarios
Estudios bíblicos en línea
Libros y otros recursos
Nuestro deseo es ayudarte a conocer
la verdad y vivir la verdad.
Porque cuando lo haces cambia todo.
Para más información acerca de
Proverbs 31 Ministries, visita:
www.Proverbs31.org